이명
한의학

이명 한의학

———

2024년 5월 30일 2쇄 펴냄
2022년 12월 30일 1쇄 펴냄

지은이   이내풍
펴낸곳   솔트앤씨드
펴낸이   최소영

등록일   2014년 4월 7일 등록번호 제2014-000115호
전화   070-8119-1192
팩스   02-374-1191
이메일   saltnseed@naver.com
ISBN   979-11-88947-10-2 03510

몸과 마음의 조화 솔트앤씨드

솔트는 정제된 정보를, 씨드는 곧 다가올 미래를 상징합니다.
솔트앤씨드는 독자와 함께 항상 깨어서 세상을 바라보겠습니다.

67밴드 미세청력검사와 10가지 한의학적 진단에 따른 치료

이명
한의학

이내풍
지음

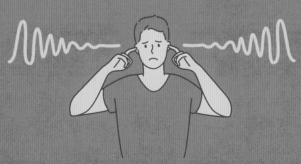

솔트씨앤드

30년간 3만여 환자를 만난
이명 치료의 기록

"오죽하면 자살하려고 했겠습니까. 아픈 게 표시 나는 것도 아니고 혼자서만 느끼는 고통인데 누구한테 보여줄 수도 없고. 이루 말할 수 없이 못 견딜 지경입니다. 이대로 안 멈추면 그야말로 미쳐버릴 것 같아요. 이럴 바엔 죽는 게 낫죠."

1995년경에 만났던 40대 후반의 여성은 수면제 40알을 삼키고 자살을 시도했다가 가족들에게 발견되어 응급실로 옮겨졌다고 했다. 같은 해에 나는 진료실에서 자살 시도 환자 3명을 만났다. 그 경험은 나에게 이명이란 질병의 심각성을 일깨워주었다. 현대의학에서는 이명을 질병보다는 증상으로 분류할 뿐이고, "이상 없습니다"는 검사 결과를 듣고 아무 치료를 받지 못하는 환자가 부지기

수다. "원장님은 이명 앓아보셨나요? 안 아파본 사람은 쉽게 이야기합니다." 환자의 말을 듣고 '뭐 이렇게 심각한 병이 다 있을까' 하는 마음이 들었고, 도대체 이런 환자들이 얼마나 많을까 하는 관심을 가지게 됐다.

이명이란 외부의 소리 자극 없이 귓속이나 머릿속에서 소리가 들린다고 느끼는 상태를 말한다. 일반인의 20%는 태어나서 한 번 이상 이명을 경험할 정도로 흔한 증상이지만, 자살을 생각할 정도로 괴로움을 겪는 이명 환자도 많다. 난청, 어지럼증, 불안증, 우울증, 공황장애, 불면증 등을 동반하기 때문에 치료하지 않으면 일상생활을 제대로 못할 정도로 괴로워한다.

1990년대에 약침과 봉독요법으로 통증 환자들을 한창 많이 볼 때가 있었다. 그 와중에 이명 때문에 내원했다가 나았던 환자들이 다소 있었다. 그것이 계기가 되어 '무엇이든 물어보세요'란 TV 프로그램에 출연했는데, 그 이후로 전국에서 이명 환자가 그야말로 물밀듯이 몰려들었다. 이명 환자가 그렇게나 많다는 걸 그때 처음 알았다. 당시 대부분의 환자는 이비인후과에서 검사를 했지만 이상을 발견하지 못했다. "이명에는 특별한 약이 없습니다. 적응하세요. 나중에 귀가 많이 나빠지면 보청기를 하러 오세요"라는 이야기를 들었다는 사람도 많았다.

그때 내원했던 환자 중에 이명의 고통이 심한 나머지 50대 초반의 남성 환자 한 분은 한강에 뛰어들었고, 여성 한 분은 갱년기 증상과 이명이 겹쳐 괴로운 나머지 농약을 먹고 자살을 시도했다고 했다. 이명이 시작된 후 우울증이 뒤따라왔고 '이렇게 살면 뭐하나' 하는 생각이 든 것이다.

그후로 나는 임상에서 한의학으로 많이 호전됐던 사례들을 파고들어 더 좋은 결과를 내봐야겠다 생각했고, 본격적으로 이명 치료 연구를 하기 시작했다. 2005년부터는 뜻 있는 사람들이 모여서 치료 네트워크를 만들었고, 성과를 공유하면서 함께 연구했다. 이명 환자들의 발병 원인은 대체로 복합적인 형태가 많았다. 그러다 보니까 치료 성과가 있다가도 막히는 부분들이 생겼고, 치료에 난항을 겪는 환자들도 많았다.

괜히 어려운 질병에 뛰어들었나 싶었던 때도 있었지만 그래도 나만큼 이명 환자를 많이 본 한의사가 없는 것 같아서 끝까지 가보고 싶었다. 2016년에는 새로운 소리재활훈련을 도입하면서 이명 치료 프로그램은 급물살을 탔다. 어떤 환자도 치료의 끝을 함께할 수 있겠다는 자신감으로 '이내풍'을 탄생시켰다. 각 지역별로 한의사 회원을 뽑고 함께 이명 환자를 치료하는 이내풍 네트워크를 만든 것이다.

혼자서는 전국의 많은 환자들을 보는 데 한계가 있었다. 나는 2016년부터 서울에서 원주로 옮겨서 한의원 진료를 보고 있는데 다른 지역에 사는 사람들, 예를 들어 제주에 사는 사람에게 "치료를 위해 주 2회 원주로 오세요" 하는 것은 무리였다. 이내풍 네트워크를 만든 이후로는 각 지역에 있는 한의사들이 이명 환자들을 볼 수 있어서 환자들에게도 좋은 일이 되었다.

이내풍에서는 이명에 대한 모든 임상 데이터를 통계로 내고 있고, 맥진기를 통해 12장부의 상태를 확인할 수 있는 데이터를 제시하고 있다. 서양의학에서는 각 장기별로 각종 검사를 해서 진단을 하는데, 맥진기는 그것을 대체할 수 있는 진단 기구다. 예전에는 한의사가 손목의 맥(脈)을 짚어서 그것을 토대로 한약이나 침을 썼지만, 맥진기는 27맥을 디지털화한 기계라서 이걸로 검사하면 맥파를 통해 장기의 상태를 시각적으로 볼 수가 있다. 또 적외선체열진단을 통해서 장기의 한열(寒熱) 상태를 확인할 수 있다. 이로써 몸의 상태를 시각적으로 나타낸 근거들을 환자와 함께 볼 수 있게 되었다.

이명에 대해 이비인후과에서는 중이, 내이의 문제에 집중한다. 그러나 이내풍에서 30여 년 동안 3만 명이 넘는 이명 환자를 살펴본 결과, 이명에는 뇌의 문제가 함께 작용하고 있다는 것을 알게 되었다. 대뇌변연계는 인간의 기억, 동기, 감정, 욕망을 담당하는데 이쪽 회로가 복잡하게 꼬여 있으면 치료가 쉽지 않다. 그래서 최근에는 뇌파를 연구 항목에 추가했다.

이명은 단순한 귓병이 아니다. 어떨 때 보면 이명은 정신질환에 더 가까워 보일 때도 있다. 인간의 뇌와 그것에 영향을 주는 오욕칠정(五慾七情), 감정의 문제, 구조적인 전달 경로, 소리를 감지하는 유모세포의 문제 등이 모두 관여되어 있다. 고막과 달팽이관만 집중해서는 이명이 낫지 않는다. 전세계 이비인후과에서 백색소음(white noise) 등을 소리치료에 활용하고 있지만, 그 치료 성과는 아쉬운 점이 많다. 유모세포가 기절하게 만드는 백색소음만으로는 이명을 고칠 수 없다. 보청기도 일부 역할은 하지만 그것이 이명이나 난청을 고치는 건 아니다.

그간 진료한 3만여 건의 이명 환자들을 분류해보면, 경추성 이명, 턱관절장애로 인한 이명을 비롯해 대략 37가지 유형이 있었다. 그중 통계상 이명의 원인 중 가장 많은 빈도수를 보이는 10가지 원인을 이 책에서 소개하려고 한다. 이 10가지는 맥진 검사와 체열진단으로 그 원인을 시각적으로 확인할 수 있는 것들이다.

이명 환자 중에 가장 많은 유형은 과로, 수면부족 등으로 인해 체력이 떨어진 기허이명이다. 두 번째는 스트레스, 분노, 격정, 충격 등으로 인한 심화이명이다. 세 번째는 음주와 식생활 문제에서 오는 위허이명, 네 번째가 순환 장애로 나타나는 담화이명이다. 그리고 다섯 번째가 신장의 에너지가 떨어지는 신허이명, 여섯 번째는 교통사고 등 외상으로 인해 나타나는 어혈이명이다. 그밖에 뇌, 귀, 코, 눈 등 머리 쪽에서 나타나는 질환으로 인한 풍열이명, 혈(血)이 부족한 상태인 혈허이명, 중독성 이명, 뇌수나 골수 부족으로 인한 이명 등을 다룰 것이다.

건강관리를 잘 하면 이명은 오지 않는다. 살면서 뭔가 큰 잘못을 해서 그 죄로 인해 병이 오는 것도 아니다. 이 책이 모쪼록 환자들이 이명의 발생 원인을 이해하고 극복하는 데 도움이 될 수 있기를 바란다.

이내풍 대표원장 황재옥

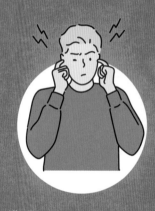

"외손주를 돌보다가 찌글찌글 소리가 났어요"
"동료와의 갈등 후에 이명이 생겼어요"
"혀에 백태가 심하고 귀에 매미 소리가 들려요"
"갱년기 증상과 이명이 함께 왔어요"
"이어폰을 오래 사용해서 이명이 들릴까요?"
"쇠기둥에 타박상을 입었는데 이명이 들려요"
"귀가 먹먹하고 답답한데 뇌가 원인이라고요?"
"불면증으로 고생하다 육아휴직 중 이명이 왔어요"
"마사지 받다가 이명이 왔는데 중금속 오염이래요"
"치과 치료 후에 이명이 왔어요"

"이명 때문에 죽고 싶을 만큼 괴로워요"

"외손주를 돌보다가
찌글찌글 소리가 났어요"
기허이명

맞벌이하는 딸을 대신해 3세, 7세의 외손주를 돌봐주고 있다는 60
대 중반의 여성이 내원했다. 두 달 전에 오른쪽 귀에서 밥솥 김 빠
지는 소리가 들려서 이비인후과에서 검사를 했는데, 난청이 조금
있는데 심해지면 보청기를 해보라는 권유를 받았다. 이후 혈액순
환제를 처방받아 복용 중인데 큰 진전이 없다고 했다.

환자와 좀 더 상담을 해보니 머리 전체에서도 찌글찌글 소리가
난다고 했다. 처음 이명을 느낀 것은 3년 전이었는데 외손주를 돌
보면서 너무 힘들었던 상태였고 기운이 떨어져서 1년간 영양제와
혈액순환제를 복용했다. 그런데 효과가 없어서 복용을 중지했고, 1
년 후 알레르기 비염이 생기면서 다시 악화됐다. 그때부터 귀에서

밥솥에서 김 빠지는 소리가 나기 시작했다.

딸이나 며느리를 대신해 손주를 돌보면서 힘이 들어 이명이 발생했다는 경우를 임상에서 자주 접한다. 그동안 통계를 내왔던 이명 환자의 연령 분포를 보면 50대가 가장 많았고, 40대가 두 번째, 60대가 세 번째로 많았다. 그 연령대의 여성들은 사회에서는 아직 청춘이라고 말하지만 사실 아이를 돌보는 데는 힘에 부친다. "한두 시간은 귀엽고 예뻐요. 근데 서너 시간 지나면 체력이 달리고 지쳐요." 환자의 말에서 이명의 원인을 짐작할 수 있다. 자기 연령대에 맞는 체력이 있는데 그 이상의 에너지를 소비하면 누구라도 지친다. 그러면 기운이 없고 눈도 아질아질하고 헛것이 들린다.

아이를 돌보는 사람이 누구나 이명에 걸리는 것은 아니지만, 체력이 약한 상태에서 아이를 장시간 돌보는 것은 몸에 지장을 준다. 그 상태가 오래 지속되면 말 못할 스트레스로 바뀌지만 자식들에게 내색은 못하고 끙끙 고민하니까 이명이 발생하는 경우가 있다. 체력적으로도 심적으로도 과부하가 걸리는 것이다.

기력이 떨어져 소리가 세지는 기허이명

귀는 바깥쪽 외이(outer ear), 가운데 중이(middle ear), 안쪽의 내이(inner ear)로 구성되어 있다. 내이에서는 달팽이관의 유모세포

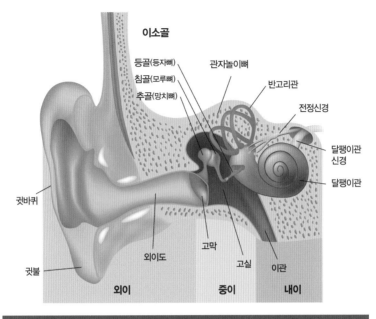

이소골

등골(등자뼈)
침골(모루뼈)
추골(망치뼈)

관자놀이뼈

반고리관

전정신경

달팽이관
신경

달팽이관

귓바퀴

귓불

외이도

고막

고실

이관

외이

중이

내이

[그림 1-1] 귀의 해부학적 구조

(hair cell)가 소리 진동에 의해서 살랑살랑 흔들리면서 주파수를 탐지하는데, 기본적으로 이명이란 유모세포가 어떠한 이유에서 잡음을 일으키는 현상이다. 그 잡음으로 잘못된 신호가 뇌로 보내질 때 이명을 느끼게 된다. 또 몸의 체력이 떨어지면 유모세포 역시 힘들고 지쳐 신음 소리를 내며 녹다운되는데, 유모세포가 힘들 때는 특히 그 잡음이 더 세게 느껴진다. 이것을 한의학적으로는 '기허(氣虛)이명'이라고 설명할 수 있다. 일반적으로 말하는 만성피로, 과로로 인해 몸이 힘든 상태가 '기허'다.

신체의 전반적 조건에 따라서 이명의 소리는 오르락내리락한다. 직장인 중에는 과로에 시달릴 때 이명이 나타난다는 사람이 많다. 업무가 너무 많아서 일주일간 야근을 밥 먹듯이 했더니 귀에 웽 하고 소리가 났다는 사람, 잠을 못 자 신경이 예민한 상태에서 과음을 했더니 소리가 확 커졌다는 사람, 60대에 헬스클럽에서 나이에 안 맞는 무리한 운동을 했다가 이명이 들렸다는 사람, 다이어트를 한다고 소식을 하며 육류를 피했다가 귀에 소리가 들렸다는 사람 등이 기허로 인한 이명이라고 할 수 있다. 채식하느라 원기가 약해진 사람은 고기만 먹어도 이명이 없어졌다는 경우가 실제로 있다.

이명 환자 중에는 현역 군인부터 예비군까지 군인들의 사례가 많다. 사격훈련 후에 이명이 심하게 들려서 내원했다는 사람이 상당하다. 그렇다고 총소리를 들으면 누구나 이명에 걸리는 것은 아니다. 30명이 한 조로 사격훈련을 했는데 29명은 멀쩡하고 1명만 이명이 발생하는 이유는 무엇일까?

오늘날과 달리 군대가 고압적인 분위기였을 때는 "제 귀에서 소리가 납니다"라고 하면 꾀병 부린다고 발로 차이는 경우도 있었다. 수많은 환자들 사례를 연구하다가 알게 된 사실은 소음성 이명에는 기허이명이 많다는 것이다(두 번째로는 신허이명이 많다). 마음이 여리고 약한 기질인 사람이 신체 조건이 다운되고 지친 상태일 때 소음에 노출되거나 이어폰을 오래 사용하고 나서 이명이 생기거나 악화되었다는 경우가 바로 기허이명이다.

맥진과 체열진단으로 심리까지 읽는다

이명 환자에게서 발병의 원인을 찾는 것은 치료를 위한 첫걸음이다. 환자의 정확한 상태를 판단하기 위해서는 맥진 검사와 체열진단을 통해서 오장육부 상태를 파악하고, 미세청력검사로 이명 소리가 얼마나 큰지, 유모세포 중 어느 주파수 영역에서 문제가 생긴 것인지 검사해야 한다. 경우에 따라서는 뇌파 검사를 추가해야 할 때도 있다.

한의학에서는 전통적으로 환자의 맥을 짚어서 몸 상태를 파악했다. 그런데 지금은 과학의 발달로 한의사의 개인 감각에 의존해 진맥해 오던 것을 기계화, 디지털화하는 것이 가능해졌다. 한의학에서는 오장육부 11개 장기에 심포(心包)를 더해 12장부를 살펴본다. 맥진기는 좌우 손목에서 요골동맥을 통해 들어온 진동을 전기신호로 받아 주파수 형태의 그림으로 나타내준다. 이것을 '맥파'라고 부르는데, 이 맥파로 환자들도 자신의 12장부 상태를 직접 눈으로 확인할 수 있다. 맥파와 맥동을 통해 시각적으로 보여주기 때문이다. 맥진 검사에서는 신체의 구조적인 상태(척추질환도 알 수 있다), 오장육부의 기능, 조직상의 병변 등을 읽어낼 수 있고, 환자의 심리 상태까지 들여다볼 수가 있다.

한의학에서는 몸이 뜨겁고 차가운 걸 관찰하는데, 이것을 '한열진단'이라고 표현한다. 이명 환자는 체열진단기 검사를 통해 오장육부의 한열 상태를 확인한다. 에너지가 다운되면 온도가 점점 떨어지고, 흥분되거나 에너지가 과잉되면 온도가 올라간 상태로 관찰된다. 코로나19 시기에 등장했던 열화상 카메라, 적외선 체온계도 비슷한 원리다. 한의학에서 쓰는 진단기는 정확한 명칭으로는 한열진단기인데, 온도가 떨어지면 푸른색, 회색, 검정색이 나오고 올라가면 빨간색, 주홍색, 노란색이 나온다. 손주 육아로 힘들어하던 환자의 경우 체열진단에서 뒷모습을 찍었을 때 허리에서 엉덩이까지 까맣게 나왔고, 앞쪽에서는 양쪽 팔의 온도가 검게 나왔다. 맥진 결과와 마찬가지로 신장(콩팥) 부위의 온도가 유난히 검게 나옴을 확인할 수 있었다.

중이검사와 미세청력검사에서 환자는 중이의 소리 전달 기능 저하, 내이의 감각신경성 난청이 심하게 나타났다. 이비인후과에서 청력검사를 했는데도 이상이 없었다고 말하는 이명 환자들이 많은데, 전국 대부분의 이비인후과에서는 6밴드 검사를 하고 있기 때문이다. 여기서 밴드란, 소리를 담당하는 영역을 조각으로 나눈 것을 말한다. 1만 5천여 개의 세포를 6조각만 내서 듬성듬성 검사를 한다면 문제를 잡아내기가 어려울 수밖에 없다.

미세청력검사는 1만 5천여 개의 유모세포를 67조각으로 나누어 검사하는 것이다(67밴드 검사). 간혹 필요에 의해 134조각으로 나누어 검사하는 경우도 있는데, 유모세포가 손상된 부위가 어느 주파수(헤르츠) 영역인지 이것으로 세밀하게 잡아낼 수 있다(134밴드 검사는 시간이 오래 걸려서 처음부터 권하지 않는다). 6밴드 검사로 "정상입니다. 원인을 알 수 없는 이명이네요"라는 피드백을 받았던 사람도 미세청력검사를 하면 보다 더 자세히 상태를 알 수 있게 되는 것이다.

이 환자의 경우에는 단순히 보청기의 도움보다는 근본적인 원인 개선, 즉 손주 돌보는 것을 중지해야 한다. 그러나 현실적인 여건상 그것이 가능하지 않기 때문에 어려움이 있다. 환자의 기운을 끌어올리기 위한 보기침(기운을 보하는 침), 마음이 안정되고 수면을 돕는 약침(안정약침)을 시술했다. 소리재활훈련을 하면서 한 달에 한 번씩 와서 한약 처방도 받아갔는데, 5개월이 지나자 환자는 일상생활을 하기가 훨씬 편안해졌다고 이야기를 전했다. 난청 개선률도 왼쪽은 83%, 오른쪽은 33%의 호전율을 보였다.

"동료와의 갈등 후에
이명이 생겼어요"

심화이명

상당히 피로해 보이는 20대 후반의 직장인 여성이 내원했다. 상담을 해보니 회계사 사무실에서 일하고 있는데, 연말정산 업무 때문에 정신없이 바쁘게 지낸 후에 양쪽 귀 모두에서 이명이 발생했다. 같이 근무하고 있는 선배와 갈등이 있어서 마음고생이 심했고, 음식을 씹을 때에 좌우 턱관절에서 마찰음이 있다고 했다. 턱관절장애 문제로 이곳저곳 병원을 전전했는데 이명까지 들린 후로는 체중도 3kg이 빠진 상태였다. 그녀는 평소 불안증도 있었는데, 이명이 오면서부터는 불면증이 심해졌고, 따뜻했던 손발이 모두 냉해졌다.

세상살이에서 가장 힘들고 피곤한 것이 사실 사람과의 갈등이다. 이것은 쉽게 해결되지 않는 문제이기에 더욱 그렇다. 출근하면 매일 얼굴을 보는 직장 동료와 문제가 생기면, 누군가 먼저 회사를 그만두기 전에는 해결나지 않는 경우도 많다. 이 환자의 경우도 사회생활에서 생긴 스트레스가 일명 '청각뇌'를 힘들게 함으로써 이명을 유발한 것으로 판단된다.

소리는 공기의 진동이다. 귓구멍으로 들어온 소리가 고막을 통해 중이로 전달되면 이소골(ossicles)을 통해 내이로 전달된다. 이것을 내이의 달팽이관에서는 전기신호로 바꿔 청신경을 거쳐 측두엽의 청각 영역으로 보낸다. 여기서 인지할 필요가 없는 무의미한 소리를 걸러내야 하는데, 그 억제 기능이 작동하지 못하면 이명이 들릴 수 있다.

이 환자는 맥진 검사에서 스트레스, 화병, 짜증, 고뇌, 피로가 확연하게 나타나 있었고, 뇌파 검사에서는 두뇌의 피로도가 높았다. 마음의 화병을 진정시키는 한약과 약침(청심약침)을 처방하고, 소리재활훈련(TSC)과 뇌파훈련을 병행하기로 했다.

스트레스로 인해 발생하는 심화이명

회계사 사무실에서는 법인세 신고나 연말정산 때가 오면 말도 못하게 바쁘게 보낸다. 계산한 수치가 잘못되기라도 하면 잔소리 그 이상의 소리를 들어야 한다. 스트레스를 안 받는 사람은 죽은 사람이라고 할 정도로 누구나 스트레스를 받는다. 그러나 자기 힘으로 감당이 안 되는 스트레스는 병이 된다. 마음이 심약해서 작은 일에도 애를 먹는 사람, 격무나 스트레스에 유달리 통제 능력이 없는 사람, 감정 컨트롤이 안 되고 난관을 헤쳐나가는 용기가 적은 사람 등의 경우에 이명이 잘 나타난다.

이명 환자의 맥진 검사를 하면 혈(血)과 관련된 장부인 심장, 소장, 간장, 신장, 담낭(쓸개), 방광 등 6개 장기와 기(氣)와 관련된 장부인 폐, 대장, 비장, 위장, 심포, 삼초(三焦) 등 6개 장기의 상태를 알 수 있다. 이 환자의 경우에 맥파를 봤을 때 심장에서 스트레스가 보였고, 체열진단에서는 심장 부위가 까맣게 나왔다. 이것은 '심장이 불탄다', 마음속에 '화가 치민다'라는 뜻으로 심화(心火)라고 한다. 부부싸움 후에 이명이 생겼다든가 코로나로 인해 식당 경영이 악화된 뒤 이명이 생겼다는 사례들을 보면 심화이명인 경우가 많다.

스트레스가 있으면 맥파가 위로 뜨는 부맥(浮脈)이 나타나는데, 맥파의 모양에 따라 스트레스가 오래 됐는지, 최근에 발생했는지, 스트레스가 깊은지 얕은지 많은 정보를 알 수 있다. 원인 규명을 정확히 하지 않으면 치료 기간에도 차이가 발생하고 치료 방법도 바뀌기 때문에 맥진 검사 정보는 매우 중요하다.

이명 환자는 대체로 한 가지 원인만 안고 있는 것이 아니라서 스트레스로 인한 심화만 있는 것이 아니라 기허도 있고 위허나 신허도 있을 수 있다. 사람에 따라 스트레스를 받으면 폭식하는 사람도 있고 아예 굶는 사람도 있다(이러면 위장이 약해지는 위허가 된다). 식생활에 문제가 생긴 채로 야근을 계속하면 신장의 에너지가 뚝 떨어지는 신허가 생기기도 한다. 그 원인들 하나하나를 해결해야 하기 때문에 이명의 원인이 복합적인 경우에는 치료 기간도 오래 걸린다. 이명 치료를 하다가 처음에는 나아지는 듯하더니 다시 악화되는 이유는 한 가지 원인에만 집중했기 때문이다. 이 환자의 경우에는 머리가 터질 것 같은 스트레스로 인한 심화, 과로로 인한 기허, 그리고 신허의 문제도 있었다. 3가지 원인에 대해 다양한 입체적 치료를 했기 때문에 치료를 시작한 지 두 달이 지나자 이명은 진정되었다.

뇌의 피로, 긴장, 불균형이 이명을 유발한다

이명의 발생 원인은 내이의 유모세포 손상에도 있지만, 그에 못지않게 대뇌청각피질(auditory cortex)이 긴장하고 피로한 탓도 있다. 이것은 대뇌 감수성의 문제인데 개인 차가 매우 심하다. 성격이 예민하고 까칠한 사람일수록 대뇌 청각 영역의 감수성은 높아진다. 청각을 담당하는 대뇌 영역을 '청각뇌'라고 부르기도 하는데, 의학

용어는 아니지만 이명에 영향을 주고 있는 뇌의 영역이 청각피질에 한정되는 것은 아니라서 변연계, 자율신경계의 영향을 받는 구역을 포괄해서 청각뇌라고 통칭한다.

불안증, 우울증, 부정적 생각, 턱관절장애, 경추 손상, 비염, 코골이 등이 있을 때 그것들을 먼저 개선하는 것이 이명 치료에 도움이 된다. 특히 정신적 두뇌 피로도가 높은 경우는 뇌파훈련을 병행했을 때 치료 효과가 컸다. 이 환자 역시 뇌파 검사를 통해 뇌의 긴장과 피로도가 높은 것을 확인하고 뇌파훈련을 병행했다(청각유발반응 자극장치를 이용한 브레인온을 사용했다).

눈을 뜨고 있을 때의 뇌파에 비해 눈을 감고 있을 때의 뇌파는 잠자는 것처럼 편안한 상태가 나와야 한다. 그러나 이 환자처럼 뇌 피로도가 많고 긴장도가 높은 사람일수록 뇌파는 날카롭거나 두껍게 나타난다. 좌뇌와 우뇌의 균형 상태도 깨진다.

뇌파는 뇌신경 간에 신호를 전달할 때 발생하는 전기 흐름이다. 뇌 활동 상태에 따라 알파, 베타, 감마, 세타, 델타 파형이 있는데, 가장 편안한 상태는 알파파 상태다. 명상할 때나 수면 상태일 때 우리는 알파파 상태가 된다. "열 좀 식혀라", "진정해라"는 말은 뇌파를 알파파로 만들라는 것이다. 이명 환자 중에는 신경안정제를 처방받아 먹고 있지만 나아지지 않는다는 경우가 많은데, 뒤틀려 있는 전기 신호를 되돌리는 뇌파훈련이 훨씬 좋은 치료 효율을 보일 때가 많다.

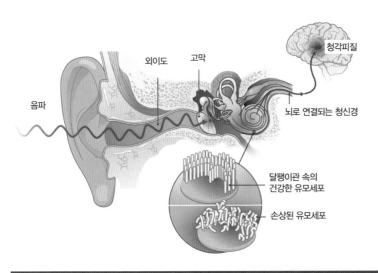

음파

외이도 고막 청각피질

뇌로 연결되는 청신경

달팽이관 속의
건강한 유모세포

손상된 유모세포

[그림 1-2] 소리가 이동하는 청각 경로

이명의 치료에서 우선적으로 할 일은 유모세포가 손상된 영역이 어딘지 찾아내는 것이다. 사람은 20~20,000Hz(헤르츠) 영역을 들을 수 있는데, 1만 5천여 개의 유모세포는 각각 담당하는 주파수(Hz) 영역이 있다. 미세청력검사에서는 어느 주파수 영역이 어느 데시벨(dB) 정도로 손상받았는지 깊이와 강도까지 찾아낼 수 있다. 감정으로 인한 손상은 내이에서 가장 많이 발생하며 8,000~13,000Hz 사이의 고음 영역에서 가장 손상이 많이 나타난다. 미세청력검사는 예를 들어 8,281Hz에서 78dB 손상됐다는 식으로 정확히 수치를 통해 손상된 정도를 알 수 있어, 객관적이고 정확한 타깃 치료를 위한 진단이 된다. 간단한 6밴드 검사가 아니라 67밴드 또는 134밴드 검사이기 때문에 가능한 일이다.

　미세청력검사의 결과에 따라 소리재활훈련에 들어가는데, 이것은 이명 소리가 안 들리게 백색소음을 들려주는 이비인후과의 소리치료(TRT)와는 전혀 다른 치료 방식이다. 매미소리, 북소리, 기차소리, 전기밥솥 압력 소리, 형광등 소리 등 그 사람이 듣는 이명 소리의 주파수를 찾아서 역치음(듣지 못하고 있는 경계의 소리)을 들려줌으로써 상처받은 유모세포가 점차 기능을 회복할 수 있게 해준다. 치료 기간은 이명의 강도에 따라 중도 이명은 6개월, 고도 이명은 9~12개월 걸리지만, 이 환자처럼 경도 이명일 경우에는 3개월 정도면 충분히 회복할 수 있다.

"혀에 백태가 심하고
귀에 매미 소리가 들려요"
위허이명

평소에 혀에 백태가 심하게 낀다는 60대 중반의 남성이 귀에 매미 소리가 들린다며 내원했다. 3년 전까지 담배를 많이 피웠다가 끊었으며 술은 가끔 마신다는 그는 고혈압 약을 5년째 복용 중이라고 했다. 이명은 왼쪽이 오른쪽보다 더 크며 약 1년 전 시작됐는데 최근 더 심해져 일상생활이 불편할 정도가 되었다. 이비인후과에서는 난청만 조금 있을 뿐이라고 했으며, 이명은 못 고치니 포기하고 적응하라는 말을 들었다. 별다른 조치 없이 혈액순환제만 받아와서 복용 중이지만, 나을 기미는 보이지 않고 적응도 안 되어 밤잠을 못 자고 있다며 괴로워했다.

백태가 심한 사람은 근본적으로 위장 기능이 손상된 사람이 많다. 그 원인은 불규칙한 식사 습관, 불균형한 식단, 과음, 폭음, 담배, 커피, 기름진 음식 등이다. 백태가 심한 사람은 대체로 똥배가 나왔거나 복부가 싸늘하며, 하체에 힘이 약하고 식은땀을 잘 흘리며 허리도 아픈 경우가 많다.

위장이 나쁜 사람 중에는 자궁이 약한 여성이나 신장 기능이 떨어져 있는 남성이 매우 많다. 생식 기능이 떨어지는 특징을 보이는 것이다. 위장이 밥솥 역할을 한다면 생식기는 부엌의 아궁이 역할을 한다. 아궁이에 화력이 없으면 밥솥의 밥이 설익어 밥맛이 없다. 위장에 문제가 생겨 백태가 심해진다는 것은 위장의 에너지가 떨어진 사람이라는 뜻이다. 이때 청력에 큰 손상이 없어도 이명은 발생할 수 있다.

치료 방법은 먼저 아궁이를 뜨끈뜨근하게 만들어 화력을 높여줄 한약과 침을 처방하는 것이다. 밥솥의 밥이 잘 되도록 위장도 함께 치료한다. 여기에 유모세포가 손상된 영역을 찾고 역치음을 이용한 소리재활훈련을 병행하면 회복이 가능하다. 귀의 직접적 원인과 전신에서 오는 간접적 원인을 함께 치료하는 것이다.

소화력이 떨어지는 위허이명

이 환자에게 나타난 이명의 원인을 한의학적으로 위허(胃虛)라고 부른다. 백태는 위허 환자에게 나타나는 표식이기도 하다. 이런 사람은 체질적으로 위장이 나빠서 명치 밑에 바윗덩어리가 매달려 있는 느낌이거나 배에 힘이 하나도 없다. 손으로 꾹 눌렀을 때 단단한 게 만져지거나 물살처럼 출렁출렁하다. 적외선체열진단으로 사진을 찍으면 위의 에너지가 얼마나 떨어졌는지 알 수 있다. 체열사진은 온도를 보는 것인데 이 환자는 위의 에너지가 많이 떨어져 파란색을 넘어 까맣게 된 걸 볼 수 있었다.

위장이 나쁜 것은 유전적인 것일 수도 있지만, 건강하게 태어났으나 위를 혹사해서 발생한 경우도 많다. 가장 흔한 원인은 술이다. 맥진 검사를 하면 위허는 금방 알 수 있는데, 위장 맥이 건강하지 않으면 유전적 문제인지 생활습관의 문제인지 상담을 통해 알아봐야 한다. 이야기해보면 일주일 내내 술을 먹는다는 사람도 있다. 위장, 대장이 나쁜 사람은 목과 어깨가 굳어 있기 때문에 함께 치료해야 한다. 술을 줄이고 폭식을 안 하고 일정한 시간에 양질로 먹는 식습관 교정을 하고, 위장을 달구는 약을 쓰면 위장의 온도가 따뜻해지면서 이명이 사라져간다. 얼마나 나아졌는지는 중간중간 검사를 통해 진전 상태를 확인한다.

체질적으로 위가 약하다든가 위암 수술을 했을 때는 체열사진이 새까맣게 나오지는 않는다. 회색이나 연한 검정색 정도이다. 그러나 유난히 위장 부위가 새까맣다면 남자의 경우 99%는 술 때문이다. 돌발성 난청 환자 중에 그런 사람이 많다. 위장을 혹사시켜서 어느 날 갑자기 귀가 안 들리는 것이다. 일주일간 내리 폭탄주를 마셨는데 어느 날 일어났더니 귀가 안 들렸다는 경우도 임상에서 자주 접한다. 이밖에도 위허에는 폭식, 급하게 먹거나 밤늦게 많이 먹는 습관 등이 영향을 준다. 어떤 원인이든 위장의 리듬을 깨는 식생활 습관에 의해 위는 무력화된다. 자동차로 말하면 험하게 차를 몰아서 중고차가 되는 것이다.

그리고 요즘 들어 많이 보이는 것은 다이어트로 인한 위허다. 임상에서 갑작스럽게 무리한 다이어트로 체중 감소를 한 이후 이명, 돌발성 난청, 귀 폐색감 등을 호소하는 환자가 많다. 54세의 한 여성은 간헐적으로 오른쪽 이명이 들렸는데 운동과 식이요법으로 17kg을 뺀 뒤, 또 등산과 헬스로 하루 2시간씩 운동해 15kg를 뺐다. 그후 어느 날 절에 가서 108배를 했는데 기운이 처지다가 이명이 심해졌다고 한다. 이 경우는 평소에 위가 나빴던 사람이 다이어트를 무리하게 하다 보니까 위가 더 나빠진 것이라고 봐야 한다. 무리하게 굶으며 다이어트를 해서 위가 약해졌는지, 냉한 음식을 자주 먹진 않았는지, 다이어트 방법에는 문제가 없는지 잘 살펴봐야 한다. 나이든 사람이 짧은 시간 내에 무리하게 다이어트를 했다면 문제가 된다.

이명은 대체로 난청과 함께 온다

이명 환자가 100% 난청이 있는 것은 아니지만, 대부분의 이명은 근본적으로 난청을 동반한다. 이명 환자가 6밴드 청력검사를 해서 정상으로 나온다고 해도, 미세청력검사를 하면 문제 영역이 거의 발견된다. 가끔 67밴드 검사에서 정상이 나오는 사람이 있는데, 67밴드의 2배로 세밀하게 나누어 134밴드 검사를 하면 문제 영역을 발견할 수 있다.

다만 동일한 청력인 사람일지라도 이명의 심도 차이는 각자의 이명 악화인자 내용에 따라 편차가 있다. 난청이 심하다고 해서 이명도 비례해서 심해진다는 원칙은 성립되지 않는다. 이명의 악화 요인은 매우 다양하며 경도 난청인데도 불구하고 이명이 심하게 들리는 사람도 있다. 난청을 일으키고 이명을 악화시키는 요인을 일상생활에서 걷어내는 것이 가장 우선적으로 해야 할 일이다.

또 한의학에서는 병의 묶음을 정해 소화기 질환, 자궁 질환, 화병, 우울증, 야뇨증 등 악화 요소가 되는 병의 뿌리가 무엇인지를 찾아 그것을 치료하는 약을 쓴다. 한약은 병명에 따른 대증요법으로 쓰는 양약과는 원리가 다르다. 따라서 환자가 가지고 있는 이명의 가장 핵심적인 악화인자가 뭔지 찾아야 한다.

위허가 있으면 체열진단에서 배꼽 주변이 까만색(또는 푸른색)이 나오는데, 상태의 경중에 따라 까만 부위는 작은 바가지 모양일 수도 있고, 큰 바가지 모양일 수도 있고, 배 전체가 온통 까만 경우도 있다. 그 원인을 치료하면 이명이 치료의 진전을 보이는데, 그러다가 더 이상은 회복이 안 되는 경우도 있다. 그 이유를 찾아보면 다른 부위에 기저질환이 있는 경우가 많다.

잔병이 하나도 없고 이명만 있는 경우에는 치료가 쉽다. 자동차가 파손된 곳이 여러 군데인지 한 군데만 있는지에 따라 수리의 난이도가 다른 것과도 같다. 한 군데만 파손됐으면 그 부속만 갈아끼우면 되지만, 여기저기 다 부딪혀서 고장났다면 폐차하고 차를 바꾸라는 말을 듣는다. 사람은 부품 교체가 안 되기 때문에 병이 오래될수록 치료는 어렵다. 더군다나 한 군데만 아프면 그것만 집중적으로 치료하면 되는데, 대부분의 이명 환자는 병의 뿌리를 서너 개 동시에 가지고 있기 때문에 단시간 내 회복이 어려운 것이다. 기허, 혈허, 위허, 심화, 신허, 풍열 중 서너 개를 동시에 갖고 있다면 1년 정도 장기간의 치료를 버틸 수 있는지가 관건이 된다.

사례의 60대 환자는 소리재활훈련과 한약과 침 치료를 병행해 두 달 후 왼쪽 귀에 18%, 오른쪽 귀에 26%의 난청 개선율을 보였고, 이후로도 꾸준히 치료를 하고 있는 중이다.

"갱년기 증상과
이명이 함께 왔어요"
담화이명

불면증으로 오랫동안 고생한 50대 초반의 여성이 내원했다. 평소에도 간헐적으로 왼쪽 귀에서 들리는 이명을 경험했는데, 갱년기 증상이 오면서 불면증도 조금씩 더 심해지고 이명도 악화되어 고통스럽다고 했다. 식은땀이 나고 추웠다 더웠다 하면서 상체로 열이 확확 올라오는 때가 많은 데다가 불안증까지 생겼다며 갱년기 증상과 이명을 동시에 고칠 수 있는지 물었다.

갱년기는 계절로 비유하면 가을이다. 나뭇잎이 물기가 말라서 밟으면 바스락바스락 소리가 나는 것처럼 인체에 오십견, 고관절통, 현기증, 이명, 불면증, 안구건조증, 우울증 등이 자주 발생한다. 맥진 검사를 하면 심장, 간장, 신장 맥이 물기가 바짝 말라 있고 깔

깔한 삽맥(澁脈)이란 것이 나타난다. 인체에 수분이 마르게 되어 나타나는 질병 중 가장 흔한 것은 불면증이다. 장기간의 불면증은 두통, 신경쇠약, 우울, 만성피로 등을 일으키기도 한다. 수분이 촉촉한 버드나무 가지는 소리가 안 나지만 바짝 마른 나무는 바람이 불면 소리가 나는 것처럼, 갱년기 이명은 인체를 민감하게 만드는 진액의 메마름 때문에 나타나는 경우가 많다.

이 환자의 왼쪽 이명에 대한 주파수와 강도를 정확히 알기 위해서 67밴드 미세청력검사를 실시했다. 134밴드 검사의 경우에는 한 시간 이상 걸리기 때문에 67밴드 검사를 먼저 실시하는 것인데, 이 환자의 경우 67밴드 검사에서 청력이 정상으로 나왔기 때문에 134밴드 검사까지 해봤다. 결국엔 문제가 생긴 주파수 영역을 찾아냈고 소리재활훈련을 시도했다.

맥진 검사에서는 스트레스, 짜증, 욕구불만, 갑상선기능항진증, 불면증 등의 맥파가 나타났고, 심장 맥도 좋지 않았다. 뇌파 검사에서는 두뇌 집중도가 낮고 산만한 데다가 뇌에 스트레스가 매우 높은 것으로 나타났다. 교감신경 부교감신경(자율신경)의 균형도 깨져 있었고 누적된 피로도가 매우 높아 맥진 결과와 일치했다. 이 환자에게는 마음을 비우고 내려놓는 심신 이완의 노력이 무엇보다 필요했다. 맥파에 따른 불면증과 갱년기 증상에 맞는 한약 처방을 하고, 뇌파훈련을 하면서 치료 결과를 관찰하기로 했다.

몸의 밸런스가 무너지는 담화이명

맥진 검사에서 맥파를 보면 위와 아래로 파동이 동시에 균형있게 나오는 것이 정상인데([그림 1-3] 참조), 마치 TV가 지직거리는 것처럼 지저분하게 나올 때 깔깔할 삽(澁) 자를 써서 삽맥이란 말을 쓴다. 이런 것은 진액(津液)이 메말랐기 때문에 나오는 맥파다.

갱년기에는 어지럼증, 두통이 포괄적으로 많이 오는데, 갱년기가 되면 누구나 이명이 오는 것은 아니고 간헐적으로 이명이 약하게 있던 사람이 갱년기에 호르몬 균형이 깨지면서 이명이 심해지는 것이다. 호르몬은 한의학적으로 진액에 해당하고 물에 해당한다. 피부에 수분이 부족하면 건조해지는 것처럼 갱년기에 여성호르몬이 감퇴되면 전반적으로 메마른 증상이 나타난다. 입이 쓰다, 잠이 잘 안 온다, 골반이나 어깨가 쑤신다 등의 증상은 50대에 가장 많다.

수분이 마르면 그 다음에 오는 증상은 열감이 와서 얼굴이 화끈거리고 식은땀이 나는 것이다. 괜히 불안하고 어질어질한 것은 혈

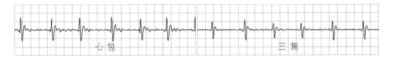

心包   三焦

[그림 1-3] 정상 맥파의 예

액순환이 안 되기 때문이다. 가을에 떨어진 낙엽을 밟으면 바스락 소리가 나는 것처럼 뼈마디에서 소리가 나고 관절에 통증과 동작 장애가 오기 시작하므로 오십견, 신경통, 골반통, 무릎 통증, 손마디 관절통 등이 나타나는 것이다.

갱년기 여성에게 많이 나타나는 이명은 한의학적 용어로는 담화(痰火)로 분류할 수 있다. 풀어서 말하면 담으로 인해 생긴 열이며, 담음(痰飮)이라고도 한다. 여기서 '담'은 담낭이라는 장기를 말하는 것이 아니다. 여기저기 근육이 뭉쳐서 아플 때 "담 걸렸다"고 말하는데, 근육통이 있을 때 말하는 담이다. 한자를 보면 화(火)가 위아래로 쌓여서 생긴 병이다. 신진대사가 안 되고 체액의 흐름이 원활하지 않아 노폐물이 쌓인 것을 말한다. 집안 청소를 안 해서 여기저기 쓰레기가 쌓여 있으면 냄새 나고 문제가 생길 수밖에 없는 것처럼, 몸 안에 노폐물이 많으면 피부 알레르기나 습진 등이 나타날 수 있다. 피부가 지저분해지는 것, 속이 미식거리는 것(오심)도 담화의 증상이다.

질병은 경중(輕重)을 나눠서 말해야 상세한 설명이 가능하다. 갱년기는 가볍게 지나가는 사람이 있고 심하면 우울증으로 자살하는 사람도 있다. 이명도 어쩌다 한 번 1, 2초간 삐 소리가 들리는 사람이 있는가 하면, 한밤중에 자다가도 이명이 들려서 며칠째 제대로 잠을 못 자는 사람도 있다. 담화는 한마디로 몸 전체의 수액 밸런스에 문제가 생긴 것이다. 정신적이든 육체적이든 에너지의 순환이 제대로 이루어지지 못하고 맺혀 있는 것이다. 담화를 일으킬 만한 요인을 가지고 있는 사람이 갱년기가 왔을 때 순환이 더 안 되면 이명이 악화된다.

외모에는 체질 정보가 담겨 있다

담화이명이라면 맥진 검사와 적외선체열진단을 하기 전에 환자의 외모와 증상만 보고도 파악할 수 있다. 담화의 증상은 울렁거림, 어지러움, 오심, 구토, 소화불량, 알레르기나 여드름, 두통, 근육통 등이다. 담화이명 환자 중에는 엉치가 아팠다가 팔꿈치가 아팠다가 여기저기 돌아가면서 아프다는 사람이 많다.

『동의보감』에는 외모의 형상을 보고 진단하는 방법을 체계화해서 기재해놓았다. 『동의보감』에 의하면 남자가 여자처럼 곱상한 얼굴을 갖고 있거나 기질이 여자 같은 사람, 여자가 남자처럼 굵직한 얼굴선을 갖고 있거나 남자 같은 기상을 가진 사람이 담화 체질에 해당한다. 이런 내용들을 잘 알고 있는 한의사는 환자를 대면하는 순간 외모 형상을 근거로 질병의 원인을 빠르게 추적해갈 수 있다. 짐작 가는 바가 있으면 그걸 먼저 확인하면 된다.

연예인들 중에도 남자인데 여성스러운 목소리를 내면서 움직임이 여성스러운 사람이 있고, 여자인데 남자처럼 걸걸한 목소리를 내면서 우락부락한 외모를 가진 사람이 있다. 남자가 여성스럽고 여자가 남성스럽다면 한의학적으로 전형적인 담화 체질이다. 한의학은 검사 위주로 발전된 학문이 아니라 몸속 장기에 대한 진맥과 개개인의 성정과 외모에 나타나는 표정의 관찰로 발전한 의학이다. 그래서 체질이란 말을 많이 쓰는 것이다.

한의학은 우리가 정규 과정에서 배우는 물리, 화학의 시각으로는 적용할 수 없는 학문이기 때문에 환자가 한의원에 가서 진단을 받았을 때 어떤 근거로 진단과 치료가 이루어지는지 모를 수 있다. 그래서 만들어진 것이 맥진기이며, 근거가 되는 맥파를 시각적으로 보여줄 수 있고 수치를 디지털화할 수 있다. 누군가 이명이 치료가 되었다면 여러 번에 걸쳐 맥진 검사를 함으로써 그 치료 과정을 시각적으로 볼 수 있다. 외모와 증상을 보고도 담음 처방은 할 수 있지만 맥진 검사와 체열진단이 있으면 데이터를 근거로 해서 경증, 중증에 맞춰 심도 있는 처방이 가능하다.

이 환자의 경우 체열사진에서 얼굴 좌우, 목 주변이 벌겋게 나타난 것을 보고 담화의 정도를 확인해 처방할 수 있었다. 소리재활훈련, 한약 처방, 추나요법, 뇌파훈련 등으로 두 달 반 정도 치료 후 난청 개선은 왼쪽 43%, 오른쪽 57%의 호전율을 보였다.

"이어폰을 오래 사용해서 이명이 들릴까요?"
신허이명

자동차 정비업에 종사하고 있는 30대 남성이 귀 폐색감과 이명을 고치고 싶다고 내원했다. 매일 3시간씩 걷기 운동을 하는 동안에 영어 공부를 같이 하려고 한 달 정도 이어폰을 착용했다고 한다. 그후로 양쪽 귀에 모두 난청과 이명이 발생했고, 두통과 어지럼증도 있는 상태였다.

대학병원에 가서 각종 검사를 하고 스테로이드를 10일간 복용했더니 상태가 좋아졌으나, 약을 줄인 다음부터는 다시 나빠졌다고 한다. 처음 이명이 들렸을 때에 비하면 20~30% 정도 감소한 것 같지만 여전히 날카로운 소리에 민감했다.

이어폰의 과다 사용 후에 이명이 생겼다는 환자를 임상에서 자주 볼 수 있다. 기차, 버스, 지하철 안에서 스마트폰을 보지 않는 사람은 찾아보기 힘들 정도이며, 대부분 이어폰을 끼고 있는 상태다. 유선이든 무선이든 귓속을 막고 장시간 소리를 들려주는 것은 유모세포를 숨 막히게 하고 힘들고 괴롭게 만드는 행위다. 소리가 클수록 시간이 길수록 더 힘들 것은 자명한 일이다. 더구나 심신피로 상태에서 장시간 고음을 집중해서 귀에 들려주었다면 난청과 이명이 발생할 확률이 높아진다.

이 환자도 매일 3시간씩 한 달간이나 무선이어폰을 통해 내이의 유모세포에 자극을 주었으므로 유모세포가 힘들고 지쳐서 드러누운 상태라고 보면 맞다. 스테로이드를 투여해 급한 불은 껐지만 귀가 먹먹한 폐색감과 이명은 사라지지 않고 있었다. 한의원에서 67밴드 미세청력검사를 한 결과 정상이었지만, 다시 134밴드 검사를 했더니 8,000Hz 영역 부근에서 이상이 발견되었다. 환자의 이명과 똑같은 헤르츠, 똑같은 데시벨의 역치음을 들려주는 소리재활훈련을 하면서 폐색감의 원인을 치료하는 한약 처방, 기의 소통을 원활하게 해주는 침술로 3주 만에 빠르게 회복될 수 있었다.

소음성 이명에 유난히 많은 신허이명

소음에 노출된다고 해서 모두가 이명이 오는 것은 아니다. 똑같이 소리에 노출됐는데 왜 누구는 이명이 오고 누구는 괜찮은 걸까? 소음성 이명 환자들의 직업을 살펴보면 군인들의 사례가 아주 많다. 그동안 이내풍에서 낸 통계에서는 가장 많은 직업군이었다. 더 정확히 말하면 사격훈련 후에 이명이 왔다는 사람인데, 현역 군인, 교관, 예비군, 경찰관 등이었다.

임상에서 이명과 난청을 유발하는 가장 많은 원인은 첫째 스트레스, 둘째 소음, 셋째 과로다. 이어폰의 장기간 사용, 건설 현장의 소음, 나이트클럽의 스피커 소리, 교회 스피커 소리 등 온갖 소리에 노출된 후 이명이 생겼다는 환자들이 많다. 소음성 이명 환자의 맥진과 체열진단을 통해 그 원인을 분석해보면 통계적으로 신허(腎虛)이명이나 기허이명이 많다. 아니면 두 가지가 모두 나타나는 경우다. 그 다음은 위장이 체질적으로 약해서 음식을 잘 먹지 못하니까 체력이 떨어져서 기허와 위허가 함께 오는 경우다.

사례에서 환자의 체열사진을 보니 뒷모습이 허리 부위가 까맣게 나왔다. 등을 찍었을 때 허리가 잘록하게 들어가는 자리, 즉 신장이 위치하는 부위의 온도가 떨어져 있으면 신허로 진단할 수 있다. 신장의 에너지가 심하게 떨어진 사람은 까만 부위가 엉덩이에서 어깨까지 올라온다. 어느 쪽 귀에 이명이 들리는지 체열사진으로도 판별할 수 있는데, 오른쪽에 신허이명이 있으면 오른쪽 신장 라인이 까맣게 나오고 왼쪽에 신허이명이 있으면 왼쪽 신장 라인이 까맣게 나온다.

비행기 조종사, 헬리콥터 조종사, 철도기관사, 기관총 사수, 포병, 지하철 운전하는 사람 등 소음에 노출되는 직업을 가진 사람 외에도 신부전증으로 신장을 하나 잘라냈다든가 신장 이식을 받았다는 사람 중에 신허이명이 많다. 만약 왼쪽 신장이 망가지거나 없다면 이명은 왼쪽 귀에 발생할 확률이 높다. 여기에 이명의 원인을 여러 가지로 가지고 있어서 심화도 위허도 있는 사람이라면 체열사진은 왼쪽 신장이나 폐가 까맣고 위도 까맣고 심장도 까만 데다가 목에는 열이 확 날 수도 있다. 또 이명의 강도가 심한 사람이라면 체열사진에서 하반신이 모두 까맣게 나올 수도 있다.

이명 환자 중 20%는 신허이명

『동의보감』에는 "신장은 귀를 관장한다. 신기(腎氣)가 부족해지면 가는 귀가 먹는다"는 구절이 있다. 그러다 보니 이명이나 난청으로 한의원에 가면 신허이명이라고 우선적으로 진단해버리는 한의사들이 많이 있다. 그런데 이명은 신장이 허약해져서 오는 경우만 있는 것은 아니다. 환자들 중에는 "어느 한의원에 갔더니 신허라고 했어요"라고 말하는 사람들이 꽤 있는데, 모든 이명 환자가 신허이명으로 설명되는 건 아니다. 그동안의 임상 통계를 보면 신허이명은 전체 이명 환자의 5분의 1 정도였다. 만약 모든 이명 환자를 신허 처방만으로 고치려고 한다면 20%밖에 낫지 않을 것이다. 그 외의 환자들은 악화되지는 않더라도 조금 나아지다가 치료에 진전이 없을 것이다.

또 통계적으로 봤을 때 신허에 해당하는 환자는 이런 양상이 많았다. 당뇨 · 갑상선 · 고혈압 등의 질환을 앓고 있는 사람, 전립선염 · 전립선비대 · 만성신염 · 신부전증 · 방광염 등을 앓고 있어 약을 먹고 있거나 수술을 받은 사람, 평소 폐기(肺氣)가 부족하거나 위 기능이 좋지 못한 사람, 체력을 무시하고 과도한 성생활을 한 사람, 밤낮이 바뀌거나 밤늦게까지 일하는 사람, 선천적으로 신장의 정기가 약한 사람(이때는 귓바퀴 사진에서 알 수 있다), 갱년기 증상이 심한 사람 등이다.

이명 환자와 상담하면서 직업을 꼭 물어보는데, 여기에도 많은 정보가 담겨 있기 때문이다. 직업에서 신허를 유발하는 원인을 찾게 되는 경우가 많다. 밤낮이 바뀐 사람, 뜨거운 데서 일하는 사람, 각종 소음이 심한 곳에서 일하는 사람, 잠 못 자는 사람, 공중의 높은 곳에서 일하거나 하늘을 날아다니는 사람 등이 신허이명인 경우가 많았다.

맥진 진단으로 나타난 신허이명은 신장 맥이 쪼그라들어 작은 경우도 있고 반대로 큼지막하게 나타나는 경우도 있다. 맥은 빠르지도 않고 느리지도 않고 부(浮)하지도 않은 완맥(緩脈)이 가장 정상적인 맥인데, 위로 절반, 아래로 절반 뛰면서 위아래 면적이 같은 모양이 정상이다. 그런데 신양허, 신음허라고 해서 맥이 위로는 뛰고 아래로는 안 뛴다든가 아래로는 뛰는데 위로는 안 뛰는 경우가 있다. 이렇게 한쪽으로만 뛰는 맥이 있다면 그 방향에 따라 한약 처방은 달라져야 한다. 밸런스가 안 맞는 상황인 것은 같지만 뜨거운 상태인지 차가운 상태인지 방향이 전혀 달라서 이것을 파악하지 못하면 치료에 낭패를 볼 수 있다. 음이 부족해서 화끈거리는 상태인데 몸을 덥히는 처방을 한다든가 양이 부족해서 냉증이 있는데 열을 식히는 처방을 하면 안 된다는 의미다. 이것을 방지하는 방법이 시각적으로 맥파를 확인하는 맥진 진단과 적외선체열진단을 거치는 것이다. 이것을 근거로 정밀한 처방이 가능해진다.

"쇠기둥에 타박상을 입었는데 이명이 들려요"

어혈이명

고물상을 30년째 운영하고 있다는 60대 중반의 남성이 내원했다. 한 달 전쯤 고물상에 세워져 있는 쇠기둥에 왼쪽 눈썹 위를 세게 부딪힌 후, 그 다음날부터 왼쪽 귀에서 이명 소리가 나기 시작했다고 한다.

그는 이비인후과에 가서 검사를 받았지만 이상 없다는 말을 듣고, 대학병원으로 갔다. 거기서도 CT 촬영을 하고 각종 청각 검사를 해봤지만 아무 이상도 발견되지 않았다. 결국 혈액순환제만 받아가지고 와서 복용했는데 전혀 개선이 안 됐고 도무지 적응이 되지 않아서 한의원으로 와본 것이라고 했다.

일상생활에서 미끄러지거나 넘어지거나 부딪히거나 하는 작은 사고로 머리 부위에 타박을 입은 후 이명이나 두통, 메슥거림, 어지럼증 등으로 내원하는 사람이 많다. 이럴 때 67밴드 미세청력검사를 해보면 정상이거나 가벼운 경도 난청으로 나오는 경우가 많다. 이것은 난청으로 인한 이명이라기보다는 타박으로 인한 머리의 흔들림, 충격, 놀람, 경추와 턱관절의 비틀어짐, 어혈상 등으로 인해 생긴 외상성 이명이기 때문이다. 단순히 혈액순환제로 해결될 수 있는 문제가 아니다.

아파트 공사장이나 조선소, 제철소에서 일하다가 산재사고로 이명이 생겨서 오는 환자들이 실제로 많다. 버스 안에서 급정거로 인해 기둥이나 의자에 타박을 입고 난 후에 이명이 들리는 사람, 추돌사고 후 도로에서 이명이 발생한 사람, 등산 갔다가 굴러떨어졌다가 이명이 발생한 사람, 술 먹고 길 가다가 전봇대에 받혀 이명이 생겼다는 사람도 있다. 이 사람들이 이비인후과에 가면 간단한 청력검사(대부분 6밴드 검사) 위주의 진단과 혈액순환제 정도의 처방에서 치료가 그친다. 그러나 이명의 원인은 귀 자체의 문제로만 발생하는 경우는 많지 않아서 이비인후과 처방만으로 개선이 안 되는 것은 어찌 보면 당연하다.

한의학적으로 이해하면 외부 손상으로 인한 신체적 요인, 정신적 요인을 모두 분석할 수 있다. 맥진과 체열진단으로 분석하면 신체적인 요인은 물론 정신적인 요인도 파악이 가능하다. 67밴드 또는 134밴드 미세청력검사를 통해 손상된 유모세포 영역이 발견됐을 때는 소리재활훈련을 시도해볼 수 있다. 또 청각뇌의 교란을 진정시킬 각종 한방 요법으로 입체적인 치료를 시행하면 대부분은 일상생활이 가능할 정도로 이명이 많이 개선된다.

교통사고 어혈이명은 맥진으로 확인한다

외상성 이명은 타박상으로 인한 것 외에도 교통사고 후 어혈(瘀血)로 인해 발생하는 경우가 많다. 어혈은 혈관으로 압박이 가해져서 터졌거나 충격이 가서 신선한 피가 변질된 것이다. 사과가 떨어지거나 부딪히면 멍이 들고 맛이 달라지는 것과 비슷하다. 혈액은 온몸에 산소와 영양을 공급해준다. 그런데 몸의 구석구석에서 생긴 불순물과 노폐물을 처리하는 일이 잠시라도 원활하지 못하면 어혈이 생겨 정체될 수 있다. 간혹 교통사고 이전부터 난청이나 중이염, 뇌질환 등의 기저질환이 있었던 사람은 그 상태에서 어혈상까지 겹칠 경우 치료 기간이 길어지기도 한다. 이럴 때는 환자 스스로 질병의 깊이를 이해하고 장기간의 치료에 성실히 따라주는 노력이 필요하다.

어혈은 서양의학에서는 설명할 수 있는 근거가 없기 때문에 교통사고 환자들은 어혈 푸는 한약을 먹기 위해 한방병원, 한의원으로 많이 몰린다. 서양의학으로는 뼈가 부러지고 인대가 상하는 것 같은 해부학적 변형 정도만 증명할 수 있기 때문에, 과거에는 자동차보험에서 어혈로 인해 생긴 교통사고 후유증을 인정해주지 않았다. 지금은 어혈에 대한 치료도 교통사고 보험이 가능해서 한방병원이 많이 생겨난 요인이 되기도 했다.

몸이 어딘가에 부딪히면 멍이 생기는데, 멍은 내부 모세혈관이 파열되어 생리적 기능을 잃어버리고 탁해진 혈액이 뭉쳐 있음을 의미한다. 어혈은 이처럼 국소적으로 혈액순환이 정체된 것이다. 외부 표층에 머물고 있는 혈액이 타박, 충격에 의해 조직 틈에 머무는 것을 어혈이라고 한다. 그걸 빼기 위해 부항을 뜨기도 하는데, 빼낸 피가 산소와 만나면 검은 빛이 돌며 덩어리진다. 부항으로 미처 못 빠지고 스며드는 것은 어혈을 푸는 한약으로 해결한다.

교통사고 이명 환자는 온도를 체크하는 원리로 진단하는 체열사진으로는 나타나지 않는다. 그러나 맥진 검사를 하면 어혈은 물론 놀람, 긴장, 충격, 불안 등의 심리 상태까지 파악할 수 있다. 이명은 중이의 손상, 내이 유모세포의 손상, 청각뇌 감수성 문제 등 3가지 원인의 조합으로 나타나는 문제다. 그러나 때로는 그것과 상관없이 타박상, 격분, 충격, 극심한 스트레스 등으로 인해 귀 주위의 혈관 흐름이 일시적으로 장애가 생겨 발생하는 박동성 이명도 있다. 이럴 때는 심신의 안정을 돕는 한약과 혈액순환을 돕는 침만으로 개선될 수 있다.

청력검사는 정상인데 왜 이명이 심할까?

이 환자의 사례처럼 67밴드 미세청력검사를 해서 정상으로 나왔는데도 이명으로 너무 괴로워하는 사람들이 있다. 이럴 때 뇌파 검사를 해보면 호떡집에 불났다는 표현처럼 뇌파가 난리법석인 상태를 보인다. 이명 환자에게 뇌파 검사를 하는 이유는 대뇌변연계 때문이다. 헤비메탈을 틀었을 때 어떤 사람은 듣기 싫다고 하는데 어떤 사람은 너무 좋다고 하는 것은 대뇌의 감수성 상태가 다르기 때문이다. 대뇌변연계는 감정, 욕망, 동기부여, 기억과 관련이 있으며, 내분비계와 자율신경계의 영향으로 조절된다. 중이가 손상되어 소리 전달을 못하거나 피곤하고 짜증난 유모세포가 쓰러져버리는 것 외에도 감정을 컨트롤하는 영역이 문제가 있을 때 이명은 심해질 수 있다.

유모세포의 손상이 경미한데도 손상이 심한 사람보다 이명을 더 괴로워하면서 쩔쩔 매는 사람이 있다. 예를 들어 한 명은 난청이 80dB(데시벨)이고 한 명은 50dB인데, 50dB인 환자가 이명 증상이 더 심각하다고 느낄 수 있다. 임상적으로 이명은 50dB 영역에서 가장 많이 느끼는 특징이 있다. 쉽게 말하면 대뇌에 이상이 있어 까칠한 사람, 부정적인 사람, 비관적인 사람은 이명의 강도를 세게 느낀다.

이명이 너무 괴로워서 자살 기도를 하는 사람이 있는데, 그 환자가 고도난청이라서 자살을 생각하는 것이 아니다. 병원에서는 청력검사 결과가 정상이라고 하는데, 환자 본인은 이명이 괴로워서 밤에 잠을 못 자고 24시간 시달리다가 견디다 못해 우울증으로 자살을 시도하는 것이다. 그럴 때 병원에서 "정상인데 왜 이명이 있냐"고 환자에게 도리어 따지는 태도가 되면 환자는 갈 데가 없어진다. 이것은 대뇌의 문제를 고려하지 않았기 때문이다.

이명은 뇌의 문제가 굉장히 중요하다. 뇌를 고려하지 않으면 이명은 절대 다룰 수 없다. 치료로 뇌파훈련 프로그램을 진행하면 뇌파가 안정되고 편안해지는데, 환자들은 "이명이 부드러워졌어요"라고 피드백을 준다. 명상을 하거나 이완, 휴식 상태일 때 알파파가 나오는데 심신이 편안해지도록 하는 것이 치료 목표다. 불안하거나 신경이 예민해지면 이명은 세진다. 주위 환경에 크게 신경쓰지 않는 사람은 이명이 와도 크게 느끼지 못한다.

"귀가 먹먹하고 답답한데 뇌가 원인이라고요?"
풍열이명

50대 중반의 한 여성이 양쪽 귓속이 가렵고 먹먹해서 매우 답답하다며 찾아왔다. 이비인후과에서는 청력검사 결과 정상이라고 할 뿐 별다른 치료를 받지 못했다고 한다. 상담해보니 7년 전에 뇌출혈로 수술한 적이 있으며, 평소에 가정 내 스트레스에 시달려왔고 피로와 불면증으로 하루도 몸이 상쾌할 날이 없다고 했다. 이명도 들리지만 그보다 더 괴로운 것은 귓속 가려움증과 폐색감이었다. 수시로 소독하지만 가려움은 완전히 개선이 안 되고 있고, 귓속을 솜으로 꽉 막아놓은 것처럼 답답해서 너무 고통스럽다고 했다.

임상에서 이명과 난청으로 고통을 겪는 분 이상으로 많이 찾아오는 분이 귀 폐색증 환자다. 이럴 때는 중이의 환기와 분비물 배출을 담당하는 이관(유스타키오관)의 기능에 이상이 있는지 검사해 봐야 한다. 그 결과 이관개방증, 이관협착증 같은 문제가 있는 경우도 있지만 별다른 소견이 없는데도 불구하고 고통스러워하는 분들이 있다.

귓속이 가렵다고 오는 환자들은 몸속에 진액이 부족한 경우가 대부분이다. 진액은 생명체가 생명을 유지하는 데 필요한 수분이다. 진액 부족에 해당하는 경우는 갱년기장애가 있는 사람, 몸에 화기(火氣)가 많고 감정 기복이 심하거나 예민한 사람, 신경질적인 사람, 스트레스에 심하게 노출된 사람, 수면 부족이거나 과로인 사람 등이다.

귀 폐색감 환자도 그 원인이 이관 장애에 있는 경우보다 긴장과 스트레스가 심한 사람, 과로에 수면 부족인 사람, 감기 · 비염 · 중이염 · 고막염 등이 있는 사람, 턱관절장애 · 경추 비틀어짐 · 척추 부정렬 등이 있는 사람, 목 주위 근육의 경직이나 과긴장 등으로 인해 혈액순환장애가 있는 사람 등인 경우가 많다. 맥진과 촉진(觸診)으로 충분히 그 원인을 확인할 수 있다.

치료는 맥진을 통한 원인 분석에 따라 추나요법, 약침(소통약침), 화타침, 한약 처방 등으로 신체 내 기와 혈의 소통을 원활히 해주는 것이다. 긴장 완화, 심신 피로 개선, 불면증 개선 등을 목표로 한다.

눈,코,귀,뇌 질환이 있을 때 풍열이명

환자 중에는 "코 풀다가 이명이 왔어요"라고 말하는 경우가 있는데, 코를 풀면 이명이 생긴다는 말은 성립되지 않는다. 다만 청신경이 건강하지 못한 상태에서 감기, 비염, 축농증 등의 이명을 유발하는 동기인자가 발동해 코를 풀 때 코와 귀로 가는 압력이 영향을 미쳐 이명이 발생했다고 봐야 할 것이다. 튼튼한 가지는 바람이 불어도 부러지지 않지만, 바짝 마른 가지는 바람이 불면 툭 끊어질 수 있는 법이다.

코나 귀의 염증성 질환, 머릿속에서 발생하는 뇌수막염, 뇌혈관이 막히거나 터지는 질환 등이 이명의 원인으로 작용한 경우 한의학적으로 풍열(風熱)이명으로 분류한다. 적외선체열진단을 해보면 귀 부근이 까맣거나 눈 주위가 까만 것에 비해 흉쇄유돌근이나 승모근 주위는 온도가 올라 빨갛게 된 모습을 볼 수 있다. 체열사진이 이렇다면 고막 손상이 있거나 비염이 아주 심한 상태일 수도 있다. 체열사진은 앞모습, 좌우 옆모습, 뒷모습을 찍는데, 머리카락이 있어서 피부가 직접 드러나지 않는 부분은 온도가 나타나지 않으므로 제외하고 본다. 체열사진을 보고 풍열이 있다면 한약을 쓸 때 바람을 날리는 약과 열을 식히는 약을 쓰면 이명이 잘 낫는다.

오늘날 풍열이명을 서양의학적으로 쉽게 이해하려면 머리 쪽에 발생한 질환 때문에 생긴 이명이라고 설명할 수 있다. 고혈압, 중풍, 뇌질환, 고막이나 중이의 손상 등이 해당한다. 뇌질환이 있는 풍열이명 환자의 경우에는 체열사진만으로는 완전히 알 수 없기 때문에 맥진 검사도 반드시 병행해야 한다. 눈, 코, 귀, 뇌 등에서 발생하는 질환은 물론, 목뼈가 부정렬인 환자도 풍열이명에 들어간다. 이런 경추성 이명은 교통사고가 났을 때도 많이 발생하는 증상이다.

풍열은 피부가 뜨끈뜨끈하다는 특징이 있다. 열이 날 때 특징적으로 나타나는 것은 가려움이다. 술 먹고 얼굴이 벌개졌을 때 가려웠던 경험이 많이들 있을 것이다. 피부가 건조한 것, 바람이 불어서 근질근질한 것, 열이 나서 뜨끈한 것이 가려움의 대표적 원인이다. 풍열이명 환자 중에는 귓속이 가렵다는 사람이 많은데, 이비인후과에서는 귀를 소독해주지만 환자는 조금 지나면 또 가렵다고 한다.

또 풍열이명은 건조함이 특징이다. 나뭇잎이 촉촉할 때는 싱싱하지만 잎이 마르면 가을 바람에 낙엽으로 우수수 떨어지는 것을 떠올려보자. 바람이 불면 물기가 마르고 건조해진다. 열이 나면 가렵고 수분은 마른다. 몸속에서 진액이란 세포액, 체액, 콧물, 눈물, 타액, 피부의 수분 등을 말하는데, 진액이 마르면 피부가 쭈굴쭈굴해지고 물기 없이 거칠거칠해진다. 맥진상으로도 까칠까칠해진 맥파가 나온다.

풍열 환자의 외모와 성격

외모와 성정을 보면서 "저 사람 중풍 걸릴 가능성이 높다", "풍 체질이네"라고 예상하는 경우가 있다. 맥이 전부 위로 뜨고 빠른 사람을 두고 "바람(중풍) 맞겠다"고 말하기도 한다. 서양의학으로 말하면 뇌출혈, 뇌경색, 뇌종양 등이 여기에 해당한다. 한방병원에서는 중풍센터라고 하는 반면, 서양의학에서는 뇌졸중센터라고 구분하기도 한다.

풍열이명의 사례는 한의학적으로 외모가 상당히 중요한 정보를 준다. 『삼국지』에 나오는 장비를 떠올리면 되는데, 얼굴이 대체로 검붉거나 두상이 크고 목소리가 큰 사람이 풍열에 해당한다. 성정을 보고도 구분이 가능한데, 다혈질 성격에 '급하다, 덜렁댄다, 대범하다' 같은 것이 중요한 판단 요인이 된다. 서양의학은 인체를 바라볼 때 유물론적으로 접근하기 때문에 이런 정보들이 배제되지만, 한의학에서는 유심론적인 요소들도 고려하기 때문에 외형이나 체질도 중요시한다. 그에 따라 침과 한약의 처방이 달라지기도 한다. 질병이 같아도 치료 방향이 조금씩 다른 것이다.

하체에 비해 상체가 발달된 여성의 경우는 풍열 체질이라고 한다. 체열사진에서 열이 많이 나는 것이 보이고, 중이염이나 고막 이상의 병력이 있다든지 외이도, 고막 등에 염증이 없더라도 맥파가 위로 뜨는 경우 풍열 계통의 약을 쓴다. 이렇게 풍열의 특징을 갖추고 있을 때 한의사들은 중풍 걸리기 쉬운 체질이라고 말하며, 방풍통성산(防風通聖散)이란 처방을 쓰기도 한다.

사상체질로 말하면 태음인, 소양인이 풍열에 해당할 확률이 높다. 태음인처럼 풍채가 커야만 풍열이라고 하는 것은 아니고 그 사람의 성격, 보이지 않는 체내의 건강 상태가 체질을 만든다. 진단의 근거로서 가장 중요한 것은 맥진이다. 서양의학에 혈액검사가 중요한 것처럼 한의학에서는 맥진이 핵심이다.

"불면증으로 고생하다가 육아휴직 중 이명이 왔어요"
헐허이명

　수년째 불면증으로 고생해 오다가 5개월 전에 왼쪽 귀에 이명이 발생했다는 30대 초반의 여성이 내원했다. 사무직으로 직장 생활을 했는데 얼마 전 출산한 후 집에서 육아휴직으로 쉬고 있는 동안에 이명이 왔다. 불면증은 수년간 지속되어 왔고 지금도 몹시 심할 때는 신경안정제를 복용하고 있는데, 잠을 제대로 자지 못하기 때문에 이명이 더 심해진 것 같다고 한다. 집에서 쉬고 있는데도 불구하고 늘 피로한 상태라 괴롭다고 했다.

　100%는 아니지만 기본적으로 이명의 발생 원인은 난청이다. 6 밴드 청력검사에서 정상인 사람도 67밴드, 134밴드 미세청력검사에서는 많은 사람이 특정 헤르츠(Hz)에서 난청이 발견되기 때문

에 그렇게 말하는 것이다. 혹시라도 67밴드 검사에서 정상이었던 사람도 134밴드 검사에서는 거의 예외 없이 난청이 발생하는 주파수를 찾아낼 수 있다. 이것은 유모세포라는 케이크 속에 숨어든 바퀴벌레를 잡아내는 방법 같은 것이다. 케이크를 6조각 냈을 때는 발견하지 못했지만 67조각으로 자르면 발견할 가능성이 대폭 올라간다. 혹시 67조각으로 발견하지 못했다 해도 거기서 반씩 더 잘라 134조각을 내면 신속히 그 지점을 발견할 수 있을 것이다.

이 환자의 경우에도 67밴드 미세청력검사를 통해 좌측 귀의 난청이 발생하는 주파수(Hz) 부위를 정밀검사로 찾아냈다. 현재 자신의 귀에서 나는 이명 주파수의 하향역치에 맞는 음원을 스마트폰에 담아 규칙적으로 이어폰으로 하루 두 번 30분씩 들으면서 소리재활훈련을 실시했다. 상담을 해보니 육아 스트레스와 산후 우울증도 엿보였는데 무엇보다 만성적인 불면증의 원인을 찾아내야 했다. 맥진과 체열진단을 통해서 출산 후 허해진 신체적, 정신적 상태를 세밀하게 살펴보았고, 그에 맞는 한약과 침 처방으로 전방위적인 치료를 해야 했다.

혈색이 누렇거나 창백할 때 혈허이명

이 환자의 경우에는 기허이명과 혈허(血虛)이명이 겹친 것으로 보인다. 병의 원인이 하나이면 그것만 해결하면 되지만, 병의 원인이 여러 가지가 겹쳤을 때는 이런 저런 면을 고려해서 복합적으로 치료한다. 서양에서 동양의학에 관심을 갖기 시작한 계기는 인체를 입체적으로 아울러 살피는 방식이 서양의학에는 없었기 때문이다. 그것이 현대에도 한의학이 존재하는 이유가 될 것이다.

앞에서 기허는 과로 등으로 인해 원기가 약해진 상태라고 했는데, 혈허는 피가 모자라서 체력이 약해진 상태다. 혈허가 있으면 대부분 기허도 있기 때문에 헷갈릴 수 있지만, 맥진상으로는 확실히 구분된다. 기가 빠졌을 때와 혈이 빠졌을 때는 맥파가 다르게 나타난다. 폐 · 대장 · 비장 · 위장 · 심포 · 삼초는 기(氣)와 관련된 기 장부이고, 심장 · 소장 · 간장 · 담낭 · 신장 · 방광은 혈(血)과 관련된 혈 장부이다. 따라서 맥진 검사를 하면 기허가 문제인지 혈허가 문제인지, 아니면 둘 다 문제인지 명확히 알 수 있다.

맥이 지저분하거나 끊어져서 안 보인다든가 혈이 말라비틀어진 맥파, 맥이 안 뛴다 싶을 정도로 약한 것이 혈허이다. 손으로 짚으면 죽은 사람인가 싶을 정도로 맥이 안 뛰지만, 맥진기로 검사하면 약하게 맥파를 볼 수 있다. 비실비실하고 못 먹은 사람 같은 모양새다.

한의학의 외형적인 진단은 사실은 우리가 평소에 하는 말에 남아 있다. 얼굴이 누리끼리하면서 기가 빠졌을 때 우리는 "죽도 못 먹었냐?", "기운 차려라", "용기 내라"라고 말한다. 혈색이 안 좋은 사람한테는 "걱정 있냐?", "어디 아프냐?", "고기 좀 먹어라", "링겔 한 대 맞아라" 하고 말한다. 기가 빠지면 기백이 빠져서 풀이 죽어 있고, 혈이 빠지면 혈색이 창백하거나 누렇다.

실제로 혈허이명은 병원 가서 영양제 링겔을 맞으면 도움이 된다. 아무 때나 링겔을 처방하는 것이 아니라 써야 할 때를 잘 알아야 한다. 의사가 그걸 모르면 링겔을 맞고 부작용이 나오는 경우가 더러 있다. 물기가 바짝 마른 사람이 링겔을 맞으면 기운이 나서 날아갈 것 같지만, 혈이 넘치거나 기가 넘치는 사람이 링겔을 맞으면 솟구쳐서 부작용이 난다. 물질적인 접근을 하는 서양의학에서는 분명한 물질적 손상이나 에너지 문제에 있어서는 신속한 효과를 보이지만, 보이지 않는 기능적인 흐름에 관해서는 정확한 진단을 할 수 없어서 부작용이 따르는 경우가 있다.

곱상한 계란형 얼굴은 혈허가 많다

혈이 부족한 혈허 상태를 혈액검사를 한다고 알 수 있는 것은 아니다. 외모상으로 판별할 수 있는 혈이 부족한 체질은 곱상하게 생긴 달걀형 얼굴의 여성이 대표적이다. 생김새가 우락부락하거나 얼굴형이 동글동글하거나 세모형, 네모형인 경우에는 혈허 체질이 아니다. 각이 없고 럭비공처럼 생긴 얼굴은 혈과(血科)라는 한의학적 표현을 쓴다.

혈허이명인 사람들이 맥진 검사를 하면 심장, 간장, 신장 등 혈액을 많이 쓰는 장기들이 뻗어버린다든지, 물기가 말라서 지저분하게 나온다든지 하는 경우가 많다. 외모로 보면 "혈색이 왜 그래, 죽도 못 먹었냐?"라는 말이 나올 법한 얼굴이다.

혈허이명일 때 체열사진을 찍어보면 왼쪽 심장 부위가 까맣게 온도가 떨어지면서 손도 까맣다. '혈기 왕성하다'는 말이 있는데, 한의학적으로는 심장과 폐가 튼튼하다는 뜻이다. 젊은 시절에는 말 그대로 혈기 왕성하지만, 나이가 들고 기운이 빠지면 제일 많이 나타나는 현상이 숨이 찬 것이다. 기허이명의 경우에도 체열사진에서 손이 까맣게 나오는데, 기허이명은 오른쪽 폐 부위가 온도가 떨어져 까맣다. 왼쪽은 혈, 오른쪽은 기를 알 수 있다.

체열진단의 내용은 인체의 장기나 체표(體表) 온도가 내려갔는지 올라갔는지 보는 것이다. 여기서 손이 까맣게 나온다는 것은 심장에서 혈액을 뿜었는데 순환이 안 돼서 심장에서 제일 먼 곳인 손까지 피가 흐르는 양이 적어 온도가 떨어졌다는 뜻이다.

기가 허한데 혈이 건강한 사람은 별로 없다. 혈이 빠졌는데 기가 건강한 경우도 드물다. 손이 차다는 것은 쉽게 말해 혈액순환이 안 되는 것이다. 숨을 쉬어도 호흡량이 적은 것이다.

혈허이명 환자 중에는 장기의 일부 절제나 적출 수술 후에 이명이 들리기 시작했다는 사람도 있고, 정신적인 문제로 오랫동안 고통을 겪고 난 사람도 있다. 이럴 때는 맥진에서 나타나는 오장육부의 신체적 건강 상태와 정신적 상태를 분석해 여기에 맞는 적합한 한약과 침법을 꾸준히 시술하는 것이 관건이다. 치료 기간을 최소 1년 이상 장기적인 계획으로 잡아 끈기 있게 노력하지 않으면 회복이 어렵다. 신체 건강과 유모세포의 건강을 동시에 회복해야 하기 때문이다.

환자 중에는 병원 의사로부터 "불치병이에요. 나도 이명이 있습니다. 그냥 적응하고 사세요"라는 말을 들었다며 낙담하는 경우도 있다. 그런데 노화, 근심 걱정, 우울, 예민함, 외로움에 젖어 있을 때는 절대 단기간에 나아지기 어려우므로 충분한 시간을 가지고 정확한 원인을 분석해 끈기 있게 합당한 치료를 시도해야 한다.

"마사지 받다가 이명이 왔는데 중금속 오염이래요"

중독성 이명

50대의 한 여성이 내원했다. 너무나 피곤했던 어느 날 마사지를 받은 후 갑자기 귀가 안 들리면서 이명이 왔다고 한다. 마사지샵에서 지압을 잘못한 것이 아니냐며 분쟁으로 이어졌는데, 마사지사는 "마사지가 잘못됐다면 오늘 받은 10명의 손님이 모두 귀가 안 들려야지 왜 당신만 그렇습니까?" 하는 입장이었다. 이분은 대학병원에 가서 이상이 발견될 만한 검사는 다 찾아서 했는데 이상이 없다는 결과를 들었다. 검사 결과에는 문제가 없는데도 귀가 안 들리는 원인을 모르겠다고 의사는 말했다.

환자 입장에서는 마사지 받기 전까지는 귀에 이상 증상이 없었으니 자신이 겪고 있는 상황이 이해가 안 갔을 것이다. 멀쩡했던 사람이 코 풀다가 이명이 왔다는 것과 다를 바 없었다. 이런 경우는 이명을 유발할 수 있는 요인을 몸에 갖고 있는데 무언가 갑자기 자극을 받았을 때 트리거(trigger)가 된 것이다. 평소에 가지고 있던 약점이 어떤 식으로든 건드려져서 증상으로 발현된 것이라고 볼 수 있다.

체열진단과 맥진 검사를 했는데 큰 문제가 보이지 않아서 "실례지만 뭐하시는 분이냐"고 직업을 물었다. 그녀는 미국에서 박사학위를 받고 영문학과 교수 발령을 받아서 한국에 온 지 1년도 안 됐다고 했다. 환자의 난청과 이명을 설명할 길이 없었기 때문에 모발 중금속 검사를 제안했다. 일반적인 이명의 원인에 대해서는 모두 검토를 해봤는데 원인이 발견되지 않아서 치료 방향을 잡기가 어려웠기 때문이다. 검사 결과 알루미늄 수치가 보통 사람들의 2배가 넘게 나왔다. 중금속 오염이었다.

환자에게 결과를 알려줬더니 "아, 그러면 맞는 것 같습니다"라는 반응이었다. 미국에서 독신 생활을 오랫동안 했는데, 알루미늄 냄비를 많이 사용했다는 것이다. 라면을 끓일 때도 찌개를 끓일 때도 비빔밥을 비빌 때도 알루미늄 냄비를 사용했다고 한다. 모든 요리에 항상 사용하고 있었던 것이다. 알루미늄이 몸에 쌓이는 경로는 여러 가지가 있는데, 환자가 스스로 자각하게 됐다면 이제부터는 원인을 차단해 악화되는 것을 막을 수 있을 것이다.

도무지 원인을 찾을 수 없는 중독성 이명

이명 환자와 상담할 때 가장 먼저 파악하는 것은 직업이다. 대부분의 성인이 아침에 눈 뜨고 나면 가장 영향을 많이 받는 것이 직업적인 환경이다. 연구실에 근무하는 사람, 콜센터에서 하루종일 헤드폰 끼고 일하는 사람, 영어 공부를 하고 있는 입시생 등 어떤 환경에 놓여 있는지 먼저 상황을 알면 맥파에서도 쉽게 체크가 된다. 직업을 확인하고 맥진과 체열 검사를 했는데 특이사항이 없는 경우에는 이명과 난청이 빨리 개선되지 않는 이유를 중금속 중독의 가능성에서 찾아볼 수 있다.

'진행성 난청'이라고 해서 갑자기 난청의 속도가 빨라지는 경우가 있다. 환자가 놀라고 당황스러워하는데, 서양의학 병원에서 그 원인을 잡아내지 못해 한의원으로 오는 경우가 있다. 그럴 때 모발중금속 검사를 해보면 원인을 발견할 가능성이 크다. 모발중금속 검사에는 별도의 비용이 들기 때문에 의심 가는 정황이 없는데도 무조건적으로 다 검사를 할 수는 없다. 치료 속도가 안 날 때나 직업이 분명 연관돼 보일 때 환자에게 확인해보자는 동의를 얻는다.

대전의 연구소에서 근무하면서 화학약품을 접하는 사람, 농사일을 하면서 농약에 노출된 사람, 염료 공장에서 일하거나 미장원에서 염색약을 만지는 사람 등에 중독성 이명이 발견되는 경우가 많다. 검사 결과 알루미늄, 수은, 납 등의 중금속이 체내에 다량 발견되거나 아연, 망간, 철 등의 미네랄이 부족한 경우가 있다. 알루미늄이나 납은 체내에 많이 쌓이면 아연과 같은 필수 미네랄의 흡수를 방해하거나 밸런스를 깨뜨리기 때문에 몸의 여러 가지 대사에 문제를 일으킨다. 아연은 면역, 성장, 효소의 활성화 등에 관여하기 때문에 결핍되면 피부염, 성장장애, 성기능장애, 탈모, 우울증 등으로 이어질 수 있다.

이명의 치료에서 약물 부작용으로 발생한 것 다음으로 어려운 것이 바로 중금속 중독이다. 양약 중에 결핵 약은 부작용이 이명이다. 이명, 난청을 감수하고서라도 치료를 해야 하는 사람은 감안하고 약을 먹어야 한다. 안타깝게도 현재까지 확실한 중금속 해독제라고 할 수 있는 것이 없어서 그만큼 치료는 어렵다. 혈관을 직접 청소하는 킬레이션 요법이 소개돼 있지만 아직은 보편적이지 않아, 한약에서 방법을 찾아보려고 연구하는 사람들이 많이 있다.

그동안 중금속 치료를 위해 여러 가지 시도를 했는데 일부 사례에서 성과가 있었다. 다만 하나의 처방으로 모든 중금속 오염이 없어지는 것은 아니다. 특히 수은은 가장 늦게까지 빠지지 않는 성분이다. 그렇지만 환자의 병을 설명하는 데 있어서 원인을 알면 더이상 나빠지지 않게 관리할 수는 있다. 적어도 영문도 모른 채 급격히 나빠지는 불안한 사태는 피할 수 있다.

중금속은 몸에서 쉽게 빠지지 않는다

그동안 이내풍의 중금속 검사 사례는 3천여 건이 있었다. 이내풍을 찾아온 전체 이명 환자 중에 5% 정도 된다. 지금까지 만난 이명 환자 중 다른 방법으로 치료가 안 돼서 중금속 오염이 원인으로 추정되었고 검사를 해서 밝혀진 사람의 비율이다. 해양 오염으로 인한 생선의 오염, 항생제 먹여서 키운 돼지고기와 소고기, 중금속이 검출되는 장난감 등이 오염 경로로 의심된다. 외국 자료들을 찾아보면 특히 일본에서 나온 논문에 생선의 중금속 오염 문제가 세밀하게 분석되어 있는 경우가 많았다.

이내풍의 중금속 오염으로 인한 이명 사례 중에는 농약이 원인인 경우가 제일 많았다. 과수원에서 살충제, 제초제 등에 노출되면 이명의 발병이나 악화에 영향을 준다는 것은 거의 확실하다. 이런 사람들은 왜 이명이 발생했는지 원인이라도 알고 싶어 하기 때문에, 중금속 검사가 필요한 직업군으로 분류해놓고 있다. 염색 가공을 하는 사람, 가죽 제품을 만지는 사람, 페인트칠하는 사람, 화공약품 취급자, 도로 아스팔트 공사를 하는 사람 등은 모발중금속 검사를 꼭 권하고 있다.

이명 환자 중에는 "내가 지금까지 살면서 나쁜 짓을 한 번도 안하고 착하게 살았는데 왜 이명에 걸려야 해요?"라는 반응을 보이는 사람도 있다. 죄를 지어서 병이 오는 건 아니지만 워낙 이명 치료가 쉽지 않다 보니까 이 병원 저 병원을 전전하다가 원인도 모른 채 환자의 고통이 심해지기 때문에 나오는 말이다.

게다가 농약, 염색약, 페인트, 도료 등으로 인한 중독성 이명은 치료 결과가 그리 좋지 않은 편이다. 장기적인 치료 계획을 세워야 하고 시간과 비용이 많이 들어가기 때문에 원인을 찾아냈어도 환자가 병원에 다니는 걸 중단하는 경우도 많다.

치료법에 한계는 있지만 중금속 이명에도 과로, 스트레스 등이 복합적으로 작용하기 때문에, 여러 가지 원인 중 중금속 오염 외에 다른 원인들을 먼저 개선해놓으면 그나마 살 만할 정도까지 개선 될 수 있다.

"치과 치료 후에
이명이 왔어요"

골수 · 뇌수 부족 이명

40대 중반의 한 남성이 4개월 전부터 왼쪽 귀에 물 소리, 비 새는 소리가 난다며 내원했다. 약 1년 전부터 임플란트를 한 개씩 하기 시작했는데, 시술 부위는 왼쪽 위아래였고 4개월 전에 모두 끝났다고 한다. 이명이 들리기 시작한 것도 바로 그때였다. 오른쪽 귀는 멀쩡한데 왼쪽만 이명이 들려서 생각해보니 약 4년 전 치과에서 왼쪽 어금니에 금니를 4개 하고 났을 때도 왼쪽 귀만 약간 답답한 느낌이 있어서 기분이 좋지 않았던 적이 있다고 한다.

　대학병원에 갔더니 뇌종양이 의심된다고 해서 MRI 검사를 했는데 아무 이상이 없었다. 환자의 얼굴 혈색은 누리끼리한 빛이 돌았는데, 상담해보니 평소 안구 충혈이 잦았으며 10년째 당뇨를 앓고 있었다. 소변을 보러 가는 일이 잦으며, 조금만 배고파도 손발이 떨리고 어지러우면서 식은땀이 줄줄 난다. 이명 소리는 언제나 지속적으로 나고 있으며 귀가 먹먹하고 답답하니 걱정이 되어 일이 손에 잡히지 않는다고 했다.

미세청력검사를 했더니 우측 4,000Hz에서 60dB, 8,000Hz에서 80dB, 좌측 4,000Hz에서 80dB, 8,000Hz에서 100dB이 나타났다. 맥진 검사에서는 신장, 심장, 위장에 이상 소견이 보였고 비장, 폐, 소장의 맥파도 좋지 않았다. 체열진단에서는 신허, 심화, 위허 순으로 이명의 발병 요인이 심한 것이 보였다. 심리적 원인이 의심되어 자율신경 검사를 실시했는데 교감신경이 매우 항진된 상태였다.

이빨 뽑았더니 이명이 왔다?

사랑니 빼러 갔다가, 스케일링을 하러 갔다가, 충치 빼러 갔다가, 임플란트를 하고 나서 이명이 왔다는 사람들이 많다. 이내풍 임상사례에서는 중독성 이명보다 빈도수가 배는 많다(농약 등의 중금속 오염인 경우에는 본인이 짐작조차 못하는 경우가 많아서 그럴 수도 있다). 이럴 때 환자는 치과 치료 전에는 멀쩡했다고 생각해 치과의사와 분쟁이 생기는 경우도 있다. 그런데 이런 치과성 이명은 한의학적 표현으로 골수 부족이나 뇌수 부족에 의한 이명일 가능성이 아주 높다.

치과 치료를 받은 모든 사람이 이명이 생기는 것은 아니지만, 치과 치료를 받기 전에 유난히 골수 기능이 약했던 사람이었을 가능성이 높다. 골수 기능이 약하면 진동에 약하고 진동으로 인해 생긴 파동이 귀를 때리고 뇌를 때리니까 이명이 느껴질 가능성이 높다. "머릿속에서 소리가 나요", "허공에서 소리가 나는 것 같아요"라고 말하는 이유가 그것이다.

서양의학에서는 골수 부족이라는 개념이 없기 때문에 CT를 찍는다 MRI를 찍는다 한바탕 난리를 쳐도 문제를 알 수가 없다. 그러니 "이상 없는데 왜 치과에 책임을 돌리냐"고 싸울 수밖에 없다. 반면 한의사들은 골수 부족이나 뇌수 부족으로 인한 환자를 흔히 본다. 치과보험이 보편화되면서 앞으로 이런 환자들은 점점 더 늘어날 것이라고 예상되는데, 미리 자신의 체질을 알고 있었던 사람이라면 치과 치료에 좀 더 신중을 기할 수 있었을 것이다. 치과의사 입장에서도 임플란트 시술 전에 이 점을 체크할 수만 있다면 도움이 되지 않을까 생각해본다.

치과 치료를 받았던 분들은 대체로 오랜 시간 턱을 벌리고 있었던 탓에 교근, 익돌근, 측두근 등의 얼굴 주위 근육이나 목과 어깨 주위 근육들이 과도한 긴장 상태에 있었을 것이다. 흉쇄유돌근, 승모근, 판상근 등의 목과 어깨 주위 근육들이 경직되고 피로한 상태가 오래 되면 혈행 순환장애로 이어진다. 게다가 치과 치료에 대해 유난히 두려움과 공포심이 많은 사람들은 긴장한 탓에 교감신경이 확 올라간 상태가 되기도 한다.

사례의 환자는 침과 약침, 추나, 맥진 진단에 따른 한약, 뜸 등의 치료를 두 달간 진행한 결과로 일을 할 수 없을 만큼 심했던 상태에서 벗어났다.

뇌수 부족, 골수 부족인 사람의 특징

『동의보감』에는 "대체로 성생활을 지나치게 하거나 힘겹게 일하거나 중년이 지나서 중병을 앓으면 신수(腎水)가 고갈되고 음화(陰火)가 떠오르기 때문에 귀가 가렵거나 귀에서 늘 소리가 난다. 그것은 매미 우는 소리 같기도 하고 종이나 북 치는 소리 같기도 하다. 이것을 빨리 치료하지 않으면 점차 귀가 먹게 된다"라고 되어 있다.

한의학에서 지나친 성생활에 대해서 이야기하는 것은 정액(精液)과 관련이 있다. 여기서 정(精)이란 진액이 합쳐진 것으로 골수와 뇌수를 구성하는 주요 성분과도 같다. 뇌수는 뇌하수체에 들어가 있는 것으로 뇌의 영역이고, 골수는 신장의 영역이다. 이런 물의 성분이 머리와 신장에 있는 것은 뜨거워졌을 때 열을 식히고 과열로 인한 인체 손상이 일어나지 않도록 세팅된 것이라고 생각해

볼 수 있다. 한의학에서는 환자가 가지고 있는 증상과 맥파를 참고해서 골수 부족, 뇌수 부족을 진단하는데, 한약을 썼을 때 실제로 환자들이 잘 낫는다.

신허이명은 신장 전체의 에너지가 떨어진 것인 반면, 골수 부족은 한마디로 고생한 사람에게 나타나는 것으로 얼굴의 피부가 메말라가고 뼈가 드러난다. 육체적 노동을 하면서 먹는 것이 시원찮으면 "뼛골 빠졌다", "골병 들었네"라는 말을 하는데, 그런 사람은 나이에 비해 팍 늙어 보인다. 골다공증과는 다른데, 골이 비었다는 것은 밀도뿐 아니라 양도 적은 것이다. 팔다리까지 살이 없고 앙상해진다.

골수 부족은 신장의 물이 고갈되고, 뼈의 물이 빠져나간 사람이다. 뼛속이 비면 어지럽고 온몸이 쑤시고 아프다. 다리에 힘이 없고 초췌해 보이기도 하며, 머리 전체에서 소리가 나고 골이 흔들린다. 그래서 두명(뇌명) 환자가 많다.

성성한 사골과 비어 있는 사골은 다르다. 사람도 손가락, 발가락을 많이 쓰면 뼈마디가 커지는데 속은 비게 된다. 그런 상태가 바로 골 빠졌다고 하는 상황이다. 접대가 많은 보험회사, 건설회사, 제약회사 영업사원들 중에 골초이면서 이런 사람들이 많다. 환자 중에 젊어서 술상무를 했다는 사람은 이런 경우가 많았다. 맥진 검사로는 맥이 거의 안 나오거나 까칠까칠한 맥파이거나 신장이 얼어 있는 상태일 때 골수 부족으로 진단한다. 골이 빠진 사람은 시리고 추위를 타며 팔다리 힘이 떨어진다.

『동의보감』에서는 뇌수 부족을 광대뼈가 튀어나온 사람으로 묘사한다. "골 빠졌다"와 달리 "골머리 썩었다"는 표현이 있는데 이것은 뇌수 부족을 말한다. 뇌의 영양이 빠져나간 사람으로 골수 부족과 달리 늙어 보이지는 않는다.

이명은 육체든 마음이든 비었을 때 생긴다. 표면적으로는 뇌 기능과 유모세포의 손상에 따른 문제이지만 그것을 악화시키는 원인은 고생했거나 신경을 너무 많이 써서 예민해졌거나 뼛골이 마를 정도로 기운을 소진한 것이다.

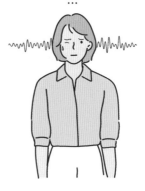

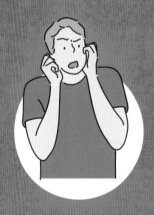

이명 환자의 신체적, 감정적, 체질적 특징
소리가 들리는 경로에 문제가 생겼다
유모세포 손상이 이명으로 이어진다
청신경이 유모세포와 대뇌를 연결한다
소리재활훈련으로 청력이 점점 회복된다
활성산소가 유모세포를 파괴한다
달팽이관의 혈액 공급을 방해하는 요소들
이명 환자에게 뒤따라오는 심리적 요소

2

이명을
발생시키는
귀의 기능적
문제

이명 환자의
신체적, 감정적, 체질적 특징

이명은 외부에서 청각 자극이 없는데도 한쪽 귀, 양쪽 귀, 머리에서 느껴지는 소리를 말한다. 머리에서 소리가 들리는 경우에는 두명, 뇌명이라고 말하기도 한다. 이명은 한평생 살아가면서 한번쯤 경험할 확률이 90%가 넘는 매우 흔한 증상이지만, 단발성 이명으로 잠깐 나타났다 사라지는 경우에는 질병으로 간주하지 않는다. 최초 발생 시점으로부터 멈추지 않고 3일 이상 지속된다면 이명증이 발생했다고 판단하고 치료를 해야 한다.

이명을 호소하며 이내풍에 내원하는 환자들은 이비인후과나 대학병원에서 "검사상 이상 없다"는 말을 들었다고 흔히 이야기한다. "이명은 못 고칩니다. 적응하세요"라는 말도 뒤따라온다. 그런데 환자들은 "죽는 병이 아니라 괜찮다고 하지만 나는 불편함을 느끼고 괴로운데 뭐가 괜찮다는 건가요?"하며 자신의 고통을 호소한다. "이대로 소리가 멈추지 않으면 어떻게 살죠?"라고 불안해하며 근심걱정으로 인해 잠도 못 자고, 난청에 대한 공포감과 우울증까지 동반된다. 그들은 형언할 수 없는 심한 고통을 견뎌내야 한다. 소음과민증, 청각과민증, 폐색감 등이 동반되거나 심하면 송곳으로 귀를 후비고 싶을 정도라고 하는 경우도 있다.

그동안 이내풍에 내원했던 이명 환자들의 특징을 꾸준히 통계를 내봤다. 이명과 함께 동반되는 환자의 신체적 상태는 의기소침(땅으로 가라앉는 느낌), 속에 불이 나는 듯하며 한숨을 자주 쉰다, 세상 귀찮고 짜증이 극대화된다, 온몸이 천근만근이다, 체중이 자꾸 줄어든다 등이 있었다. 감정적 상태 변화는 쓸데없는 근심걱정이 많다, 기쁘고 즐거운 게 없다, 분노, 증오, 화병, 우울증, 피해망상, 매사에 의욕 결핍, 자신감 결여, 대인공포, 공황장애, 불안증, 강박증, 두근거림, 폐쇄공포증 등이 있었다. 그리고 이명 환자는 차분하고 내성적인 성격이거나 꼼꼼하고 철저한 완벽주의형이 유난히 많았다.

이명 환자의 체질적 특징을 보면 평소에 추위를 많이 타고 수족이 찬 사람이 많았는데, 상대적으로 적은 수이긴 하지만 더위를 많이 타고 식은땀이 많다는 사람, 몸에 항상 열이 많은 사람, 추웠다 더웠다 얼굴에 열이 오르는 사람도 있었다. 이명 환자들에게 동반되는 합병증을 10가지로 추리면 난청, 어지럼증, 불면증, 불안증, 소음과민증이나 청각과민증, 우울증, 귀 폐색감, 두통, 안구피로, 위장장애 등이었다.

한편 이명의 발병 원인을 발생 빈도순으로 정리하면 지속적인 긴장과 스트레스, 소음, 과로와 수면 부족, 음주와 담배, 교통사고 후유증, 감기 후유증, 음향기기의 사용, 이비인후과 수술이나 각종 질환의 합병증, 돌발성 난청, 두부 타박상 등이었다.

나만 들리는 소리, 너도 들리는 소리

이명은 기본적으로 원인에 따라 치료를 달리하는 것이 중요하다. 현대의학의 검사와 진단으로는 이명의 정확한 원인을 파악하기 어렵고 치료하기도 어려운 실정이다. 이명은 외부 자극 없이 환자만 느끼는 소리가 대부분인데 이것을 주관적 이명(또는 자각적 이명)이라고 하며 다른 사람은 듣지 못한다. 반면 혈관장애, 근육의 경련, 이관 운동장애 등의 이유로 생긴 이명은 검사자가 진단 기구를 이용하면 들을 수 있는 객관적 이명(또는 타각적 이명)이다.

객관적 이명 중 가장 많은 경우는 박동성 이명으로 심장박동과 일치한다. 단순히 혈류에 의한 문제일 수도 있지만, 귀 주위 혈관의 이상으로 혈관이 늘어나거나 혈관의 기형, 동맥과 정맥 사이의 연결(동정맥 단락) 등의 이유로 생길 수 있다. 또 중이나 연구개의 근육들이 빠르고 지속적으로 수축해서 박동성 이명이 들릴 수도 있으며(구개근육 경련), 달팽이관의 외유모세포에서 발생하는 역방향의 소리(이음향방사) 때문에 들리는 경우도 있다. 객관적 이명에 해당한다면 각종 검사를 통해 원인을 찾을 수 있다.

그러나 이명 환자의 대부분은 자신에게만 소리가 들리는 주관적 이명에 해당하며, 기본적으로 내이의 유모세포 손상이 직접적인 원인이다. 주관적 이명은 그 형태와 원인에 따라서 노인성 난청, 소음성 난청, 돌발성 난청, 이경화증, 중이염 등이 원인이라고 이야기하기도 한다.

나이가 들면 미각세포 수가 감소하여 미각이 점점 떨어지는 것처럼 소리 진동을 전달하는 유모세포가 손상될 수 있다. 그런 이유로 노인성 난청이 발생해 이명으로 발전할 수 있다. 소음성 난청은 전형적으로 4,000~6,000Hz 사이의 주파수에서 생기는데, 미세청력검사를 해보면 이명의 주파수 역시 같은 영역에서 발견된다. 돌발성 난청은 내이의 혈류 흐름 감소를 원인으로 꼽는 경우가 많다. 이것은 유모세포가 산소를 공급하는 모세혈관에서 상대적으로 멀리 떨어져 있기 때문일 것이다.

중이에서 이명의 원인이 감지되는 경우도 있는데, 감기로 이관이 막혔거나 중이염이 있을 때, 중이에서 환기가 잘 되지 않을 때 발생하는 이명도 있다. 또 고막에서 달팽이관으로 소리를 전달하는 이소골의 잘못된 뼈 성장에 의해 이경화증이 생겨서 이명이 발생하는 경우가 있다. 이럴 때는 보통 저음이나 중저음의 소리가 들리는데, 수술로 치료하는 방법도 있다.

이명 소리가 전부 다른 이유

환자가 표현하는 이명의 소리에는 증상을 유발하는 다양한 원인이 숨어 있다. 여치 우는 소리, 매미 소리, 귀뚜라미 소리, 가을 숲 속 풀벌레 소리, 찌르레기 소리, 참새 소리, 기차 기적 소리, 철로에서 기차 바퀴 굴러가는 소리, 압력밥솥 김 빠지는 소리, 심장이 뛰는 소리, 자동차 브레이크 밟는 소리, 작은 북 소리, 큰 북 소리, 파리 날아다니는 소리, 모기 날아다니는 소리, 선풍기 돌아가는 소리, 혈관 뛰는 소리, TV에서 방송 끝날 때 나는 전자파 소리, 오래된 전열등 소리, 가로등에서 나는 잡음 소리, 냉장고 돌아가는 소리, 타이어 바람 빠지는 소리, 해변 파도 소리, 모닥불 타는 소리, 소나기가 장독대 때리는 소리, 전봇대 변압기 소리, 세탁기 물 빠지는 소리 등이다.

이렇게 환자들이 표현하는 다양한 이명의 소리들은 Hz(헤르츠)와 dB(데시벨)에 따라 다르게 나타나는 표현이다. 67밴드 또는 134밴드 미세청력검사를 통해 정확하게 이명이 발생하는 주파수

(높낮이)와 강도를 찾으면, 해당 주파수 영역에 맞는 역치음을 통해 소리재활훈련을 할 수 있다. 해당 주파수의 음향을 소리가 들리지 않는 지점에서 청취함으로써 점차 청력을 개선시키는 훈련이다(이 내풍에서는 TSC 방식으로 소리재활훈련을 한다).

이명 환자에게 고막이나 이소골 등 중이 문제가 없다면 내이 유모세포의 상태를 살펴봐야 한다. 그리고 소리를 인지하는 청각뇌의 상태까지 고려해야 한다. 유모세포는 운동세포이며 물리적 진동에 의해 전기를 발생시키므로 약물에 의한 치료보다 물리적 자극에 의한 치료가 더 효과적일 수 있다. 경구 투여 약물이나 주사약은 손상된 유모세포만 선택해서 조준할 수 없지만, 음향자극기로 특정 주파수를 자극하는 소리재활훈련은 달팽이관을 0.2mm 단위로 미세하게 나누어 손상된 세포 위치를 정확히 조준할 수 있다. 따라서 청력을 보호하면서 손실을 지연시킴과 동시에 청력을 개선할 수 있다.

소리가 들리는 경로에
문제가 생겼다

외부에서 소리 자극이 있을 때 그 소리는 귓바퀴를 통해 외이도를 지나 중이(가운데귀)의 고막까지 이동한다. 고막이 진동하면 귓속 뼈인 이소골을 통해 소리가 내이(속귀)의 달팽이관(cochlea)으로 전달된다. 이소골은 추골(망치뼈, malleus), 침골(모루뼈, incus), 등골(등자뼈, stapes)의 3개 뼈로 이뤄져 있는데, 등골의 기저부에서 뼈가 과도하게 증식되면 내이로 소리가 전달되지 못하는 난청이 발생하고 이명의 원인이 되기도 한다.

  내이에서는 달팽이관 속의 유모세포가 움직여서 유모세포에 연결되어 있는 청신경(auditory nerve)을 통해 소리를 전기적 신호로 바꾸어 대뇌의 청각피질로 전달한다.

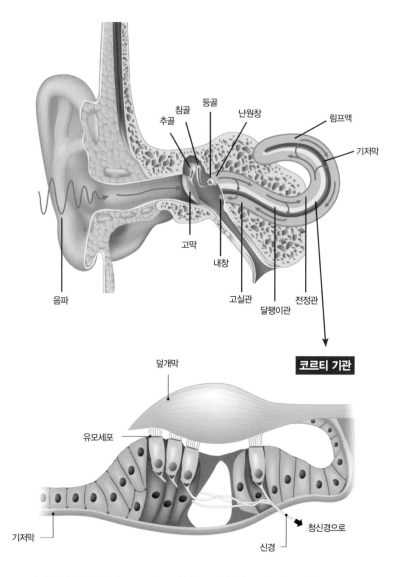

소리 → 귓바퀴 → 외이도 → 고막 → 이소골 → 달팽이관 → 유모세포 → 청각신경경로

[그림 2-1] 달팽이관 내부에서 소리의 이동

유모세포를 둘러싼 여러 가지 문제들

이소골에서 전달된 음파의 진동이 처음으로 달팽이관을 때리는 위치는 난원창(oval window)이다. 이것은 일종의 창문 역할을 한다. 달팽이관 내부는 밀폐된 공간이며 림프액으로 가득차 있다. 외이에서는 기체를 매질로 음파의 진동이 전달되지만, 중이에서는 고체(이소골)를 매질로 전달되고 내이에서는 액체(림프액)를 매질로 전달된다.

달팽이관에서 등골이 움직이면서 음파가 난원창으로 전달되면 달팽이관 안의 액체가 앞뒤로 움직이는데, 이때 정원창이 튀어나오고 달팽이관의 액체는 앞뒤로 움직인다. 다음으로 기저막(basilar membrane)이 굽혀지고 탄성긴장이 발생해 기저막을 따라 움직이는 액체의 파장을 만들어낸다. 이 파장의 모양은 주파수별로 달라진다. 기저막이 움직이면 유모세포도 흥분한다.

달팽이관의 유모세포는 혈관으로부터 직접 영양을 공급받지 않고 림프액을 통해 간접적으로 공급받는다. 따라서 달팽이관을 둘러싸고 있는 모세혈관의 상태가 열악해질수록 점차적으로 유모세포의 영양 상태가 악화되어, 해당 유모세포의 탄성이 떨어지고 역치(최소한의 자극 세기)가 높아지는 난청이 진행된다. 유모세포의 탄성이 떨어지는 요인은 혈행만 있는 것은 아니다. 해당 주파수의 음파 자극이 누적될수록, 음량이 높은 음파의 자극을 받을수록 유모세포가 일종의 마모가 진행되어 점차 뻣뻣해진다.

림프액의 구성 역시 유모세포의 생리적 작용에 매우 중요한 역할을 담당한다. 림프액의 손상이나 일시적인 성분 변화가 유모세포의 손상을 가져다줄 수 있다. 실제 젊고 건강한 청력을 가진 사람은 내이의 림프 성분에 문제가 없고 흡수 배출이 원활하여 일시적인 청력 손상이 있어도 빠르게 회복한다. 반면 노화가 되거나 기저질환이 있는 환자는 림프액 성분과 흡수 배출 기능의 질이 떨어지기 때문에 같은 자극의 청력 훈련에도 회복 반응이 더디다.

경추 주변의 혈류 흐름도 유모세포의 상태에 영향을 줄 수 있다. 경추의 정렬 상태가 바르지 않으면 경추횡돌기 내부공간을 타고 상행하는 척추동맥의 혈행이 나빠지기 때문에 장기적으로 한쪽 내이를 둘러싸고 있는 모세혈관의 혈류 상태가 악화된다. 이로 인해 난청이나 이명이 진행되는 구조적인 문제가 생긴다. 그 때문에 이내풍에서는 이명 환자에게 추나, 골타와 같은 교정요법을 병행하고 있다.

유모세포 손상이
이명으로 이어진다

달팽이관 속으로 전달된 음파의 고유 주파수에 따라 각 주파수의 파동을 인식하는 청각세포들을 '유모세포'라고 부른다. 인간이 들을 수 있는 가청 주파수인 20Hz부터 20,000Hz 범위의 음파들을 1만 5천여 개의 유모세포들이 각각 주파수 범위를 할당하여 소리를 구별하는 일을 한다.

　기존의 이명 유발 학설에서는 유모세포 손상과 이명의 연관성을 인정하지 않았다. 그러나 최근 연구에서는 유모세포 손상으로 인한 청력 손상이 이명을 유발하는 유력한 원인으로 지목되고 있다. 전통적으로 난청과 정상의 구분은 일상적인 의사소통이 되는지 여부였다. 이것은 2차 세계대전 이후 전쟁 후유증을 앓고 있던 참전

군인들의 청력 저하를 식별하기 위해 고안된 세계 표준 방식이다. 검사자가 수동으로 청력을 평가하는 방식이었기 때문에 시간적 제한으로 인해 청력검사 주파수가 6개 밴드인 순음청력검사(PTA)였다. 250Hz, 500Hz, 1,000Hz, 2,000Hz, 4,000Hz, 8,000Hz 등 6구역만 검사했기 때문에 그 외 나머지 유모세포의 청력 상태를 알 수 없는 한계가 있었다. 예를 들어 500Hz와 1,000Hz 사이의 750Hz를 담당하는 유모세포의 손상 여부는 알 수 없었던 것이다.

6밴드 검사는 빠르고 편리하기 때문에 오랫동안 난청 여부를 판단하는 중요한 검사법이었지만, 이명을 유발하는 주파수 영역보다 폭이 세밀하지 못하다. 현재까지 이명 유발 가설이 유모세포와의 상관관계를 밝혀내지 못했던 이유를 여기서 찾을 수 있다.

하지만 최근 자동화된 미세청력검사(AMA-PTA) 방식이 개발됨에 따라 검사자가 따로 시간을 할애해 수동으로 할 필요가 없어졌다. 짧은 시간 동안 134밴드 범위의 주파수 검사가 가능하다. 67밴드 검사는 기존의 250~12,000Hz 영역을 67개의 영역으로 나눈 방식이고, 134밴드 검사는 67밴드를 2배로 더 나누어놓은 방식이다. 이로써 기존 6밴드 검사에 비해 실제 유모세포 손상 여부를 보다 정밀하게 파악할 수 있어 이명을 유발하는 원인으로서 각 주파수별 유모세포의 기질적 손상을 증명할 수 있게 되었다.

인간이 태어난 후 달팽이관 내의 유모세포는 성장기 동안에 가장 건강한 상태를 유지한다. 그러다가 성장이 멈추고 노화가 진행되면서 또는 소음, 약물, 다른 기저질환에 노출되면서 유모세포가 이상적인 컨디션을 유지하지 못하면 유모세포의 기능은 점점 떨어지게 된다.

유모세포도 일종의 근육세포이기 때문에 충분한 혈류 공급으로 산소와 영양소가 공급되어야 한다. 그런데 산소와 영양이 부족해지고 대사 과정에서 생성된 노폐물이 완전히 배출되지 못하면, 같은 데시벨의 음파 자극에 완전히 반응하지 못하는 단계로 진행된다. 따라서 점점 높은 데시벨의 소리 자극이 있어야 반응을 하는 청력 손상이 생긴다. 각각의 유모세포는 특정 주파수의 음파를 인지하는 음량의 경계가 있는데, 이것을 '역치(threshold)'라고 한다. 이 역치가 점점 높아지는 것이 바로 난청이 진행되는 모습이다. 여기에 더 큰 문제는 단순히 소리가 점점 안 들리는 것뿐 아니라 이런 난청이 이명을 유발할 수 있다는 점이다.

백색소음을 들으면 청력이 돌아올까

TRT(이명재활훈련, Tinnitus Retraining Therapy)라는 것이 있다. 환자의 이명 소리에 대한 감도를 낮추기 위해서 백색소음을 하루 중 일정 시간 동안 듣게 하는 것인데, 이명 소리가 안 들릴 만큼의 음량으로 높게 들음으로써 이명 소리를 차단(차폐)하는 것이다. 이것은 이명에 대한 변연계와 자율신경계의 반응을 줄여서 이명 신호가 중요하지 않게끔 인지시키는 훈련 방식이다. TRT의 경우 주파수별로 역치 이상의 시끄러운 소리를 장시간 듣기 때문에 이명을 경감시킬 수 있을지는 모르지만, 실제 청력 상태는 장기적으로 보면 악화시킬 가능성이 있다. 따라서 이내풍에서는 이것을 이명 치료의 우선순위로서 고려하지 않는다.

역치란 생물이 자극에 대해 어떤 반응을 일으키는 데 필요한 최소한의 자극의 세기이며, 청각학에서 역치는 특정 주파수의 소리를 인지할 수 있는 최소한의 음량을 의미한다. 예를 들어서 1,000Hz의 소리를 담당하는 유모세포의 역치가 30dB이라면 30dB보다 낮은 음량은 인지하지 못하고 그 이상의 음량부터 소리를 들을 수 있는 것이다.

이명을 유발하는 역치 구간은 통계적으로 30~70dB 범위다. 정상 청력인 0~30dB에 해당하는 유모세포 구간은 세포가 건강하기 때문에 이명을 유발할 가능성이 낮다. 반대로 70dB 이상의 고도난청 구간은 유모세포의 기능을 거의 못하기 때문에 청신경과의 연접 수준이 떨어져 이명이 발생할 가능성이 낮다. 따라서 정상청력 범위와 고도난청 범위의 중간 단계인 30~70dB에 해당하는 주파수를 담당하는 유모세포가 손상을 유발하는 환경에 처했을 때 이명이 유발되기 쉽다.

이내풍에서는 TSC(역치음향조절, Threshold Sound Conditioning)

라는 방식의 소리재활훈련을 시행하고 있다. 이명 소리의 크기가 기준이 아니라 이명을 유발하는 주파수 영역의 청각역치를 기준으로 음향을 청취하는 훈련을 하는 것이다. 처음으로 소리가 들리지 않는 하향역치 상태로 해당 주파수 영역에 맞게 합성된 음향을 청취함으로써 점차적으로 청력을 개선하는 훈련이다. 예를 들면 1,000Hz의 역치가 30dB이면 30dB보다 낮아지는 경계, 즉 처음으로 소리가 들리지 않는 경계 지점으로 음향훈련을 한다. 따라서 실제 소리재활훈련을 할 때 해당 소리는 귀에 들리지 않는다.

청력을 개선하는 TSC 음향자극요법

이명을 유발하는 주파수의 하향역치에 맞는 음원을 일정 기간 동안 반복적으로 들으면 해당 유모세포의 역치가 낮아져서 청력이 향상된다. TSC는 가장 최근에 개발된 기술이다. 이명을 유발하는 주된 원인으로 유모세포의 기질적 손상을 꼽는데, 해당 주파수를 담당하는 유모세포 그룹만 집중적으로 자극해서 청력을 회복하는 방식이다. 여러 임상 실험을 통해서 청력 회복이 입증되고 있는데, 이내풍의 많은 이명 환자들에게도 실제로 청력을 개선하는 효과가 있었다.

TSC 기술로 소리재활훈련을 하면 이명을 유발하는 유모세포가 단계적으로 역치가 낮아지고 그에 따른 활성산소 농도가 줄어들면서 이명이 개선된다. TRT와의 차이점은 해당 유모세포의 하향역치를 찾아서 음원을 노출시킨다는 것인데, TRT는 상향역치거나 역치 이상의 과도한 소리에 장기간 유모세포를 노출시킨다.

유모세포가 소리에 반응하다가 세기를 점점 줄이면 처음으로 반응하지 않는 경계를 찾을 수 있다. 이 경계 수준의 소리에너지를 전달해서 일정 기간 훈련한 후 하향역치를 높여서 청력을 회복하는 방식이 TSC 훈련이다. 반면 TRT의 백색소음은 해당 유모세포를 장기간 자극하여 지치게 만든다. 우리가 큰 소리의 음악을 장기간 듣고 나면 일상의 작은 소리가 덜 자극적으로 들리는 것처럼 백색소음에 장기간 노출해 이명을 덜 느끼게 만들어주는 것이다. 하지만 이론적으로 청력 손상의 위험성이 있기 때문에 치료의 우선적인 선택으로 고려할 수 없다.

다만, TSC 훈련만으로는 모든 환자의 복잡한 병리적 상황을 개선할 수 없다는 점은 주의해야 한다. 어떤 환자의 경우는 TSC 훈련을 통한 청력 회복이 5dB만 되어도 이명을 유발했던 역치구간에서 체감될 정도의 개선을 보였지만, 어떤 환자의 경우는 20dB이 개선돼도 실제 이명 치료에 큰 도움이 안 되는 경우도 있었다. 왜냐하면 실제 이명을 유발하는 유모세포의 역치 수준이 고정되어 있는 것이 아니라 환자의 신체 컨디션과 내과적, 신경학적인 영향에 따라 불규칙하기 때문이다.

확실한 것은 건강한 유모세포를 가지고 있는 유년기나 청소년 기와 같이 청력 상태가 좋을 때는 이명의 유병률은 낮다는 것이다. 따라서 현 시점보다 낮은 역치, 즉 좋은 청력 상태로의 개선이 이 명을 근본적으로 치료하는 올바른 방향이라고 할 수 있다. 그리고 이명을 유발하는 다른 여러 문제들과 복합적인 접근이 이루어질 때 이명의 치료는 효과를 나타낼 수 있다. 2장에서는 귀의 구조적 문제를 다루고 있지만, 3장에서는 이명을 전신 질환으로 바라보고 유모세포를 지치게 하는 원인을 한의학적으로 풀어낼 것이다.

청신경이 유모세포와
대뇌를 연결한다

달팽이관의 유모세포는 위쪽에 머리카락 같기도 하고 털모자 같기
도 한 원통 모양의 섬모(stereocilia)가 달려 있다. 키 작은 섬모가
앞쪽에, 키 큰 섬모가 뒤쪽에 나란히 서 있는데, 섬모의 아래쪽은
잘록하기 때문에 쉽게 움직일 수 있다. 역동성이 있는 조직의 특성
상 유모세포는 실제 소리자극이 없어도 자발적인 운동을 한다. 이
로 인해 전기신호가 청신경을 타고 청각피질까지 도달하는데, 뇌
에서 이것을 소리로 인지하지 못하는 것은 대뇌의 청각피질에 유
모세포에서 전달된 신호를 억제하는 기전이 있기 때문이다.

  이것을 '원심억제(efferent inhibiton)'라고 하는데, 건강한 유모세
포와 건강한 청각피질의 경우에는 원심억제 기능이 정상 작동하기

때문에 실제 소리가 전달되지 않으면 자발적 운동에 의한 전기신호는 차단된다. 그런데 유모세포의 기능이 떨어지거나 대뇌청각피질의 기능이 떨어지면 이러한 원심억제 기능이 저하되면서 자발성 운동에 의한 전기신호를 모두 차단하지 못하고 일부분 청각피질이 받아들이면서 이명이 발생하게 된다. 실제 소리가 발생하지 않았는데도 특정 유모세포와 매칭되어 있는 청각피질이 활성화되면서 마치 소리가 발생한 것처럼 전달되는 현상이 생기는 것이다.

또한 유모세포의 기능이 원활하더라도 대뇌와의 사이를 연결하는 청신경에 물리적인 압박이 있거나 히스타민에 의한 염증기전에 의해, 실제로는 유모세포 단위에서 전달이 없었지만 전기적 신호를 발생시킬 수 있다. 그 신호가 대뇌청각피질로 전달되는 것이다. 따라서 모든 주파수 영역에서 청력이 완전하다고 해도 내과적 요인, 주로 혈액 성분의 변화나 히스타민 분비, 물리적인 자극에 의한 방해 등으로 인해 이명이 유발될 수 있다. 예를 들면 당뇨병이 진행되어 말초신경병증이 발생되는 경우에도 청신경 경로상 염증으로 인해 이명이 발생할 수 있다.

이명은 단순히 귀만의 문제가 아니며 이비인후과만의 영역이 아니다. 또 대뇌피질이나 변연계에 작용하는 약물요법만 가지고 치료할 수도 없으므로 신경과 영역만도 아니다. 이것이 이명에 대해 확실한 전문가가 없는 현실에서 많은 환자들이 이명을 치료 불가능한 질환으로 인식하게 되는 이유로 작용한다.

수술이나 보청기로 이명을 해결할 수 없다

달팽이관 내의 청신경은 청각중추와 유모세포를 연결하고 있어서 유모세포의 움직임에 따라 해당 주파수의 소리신호를 전기적 신호로 바꾸어 청각을 담당하는 대뇌피질로 전달하는 역할을 한다. 유모세포의 기능이 떨어짐에 따라 청신경 또한 과흥분 상태가 되기 쉬운데, 이러한 상태가 대뇌중추를 자극하여 실제 존재하지 않는 소리가 뇌를 자극한다.

실제 임상에서 이명 환자들을 치료하다 보면 이비인후과에서 청력에는 문제가 없다는 진단을 받고도 이명으로 고통받는 환자들이 상당히 많다. 또한 초기 이명이 유발되었을 때 기존의 치료법으로 단기간에 호전되는 환자가 있는 반면 치료가 더디거나 전혀 호전이 안 되는 환자들도 있는데, 같은 치료법을 적용해도 경과가 개인마다 다르다.

이명 환자들의 개인적 특이성을 파악하는 기준을 생활환경이나 스트레스 여부 등으로 잡으면 실측하기 힘들기 때문에 모호하게 판단할 수밖에 없다. 하지만 50년도 지난 방식인 6밴드 검사를 대체하여 134밴드 미세청력검사를 도입하면, 지금까지 청력에 문제가 없다고 진단했던 환자들도 실제 유모세포 단위로 정밀하게 측정할 수 있다. 이것은 마치 엑스레이만 가지고 진단하던 환경에서 CT가 도입된 것과 같은 혁신적인 진단법이다. 이로써 새로운 진단에 따른 완전히 다른 관점의 접근이 필요한 상황이 되었다.

임상 현장에서 환자들을 만나는 과정에서 종종 듣게 되는 이야기들이 이명 보청기에 관한 내용이다. 난청을 위한 보청기는 익숙하지만 이명을 위해 보청기를 착용한다고 하니 낯설다는 것이다. 불과 몇 년 전만 하더라도 이명의 원인으로 난청을 지목하지 않았던 분위기였는데, 실제로는 청력 손상에 따라 이명이 유발될 수 있다고 보게 되면서 들리는 이야기다. 저하된 청력이 이명을 유발할 수 있으므로 보청기를 조기에 착용하면 떨어진 청력이 보완되면서 이명이 개선될 수 있다는 가설이다.

그런데 임상 현장에서 실제 환자들과 고군분투하고 있는 입장에서 몇 가지 의문이 드는 것이 사실이다. 난청이 이명을 유발하는 기전이 단순히 저하된 유모세포의 역치가 높아서 실제 필요한 세기의 소리를 못 듣고 있기 때문이라면, 보청기로 인한 소리 세기의 증폭이 도움이 될 수 있다는 가설은 합리적이라고 봐야 할 것 같은데 그렇지가 않다.

청력 손상으로 인한 이명 유발의 기전은 이렇다. 건강한 유모세포와 청신경 간의 신호 전달은 상호 균형이 청신경의 전기적 흥분 상태를 일정한 수준으로 유지하게 한다. 그런데 어떠한 이유로 인해 유모세포의 탄력이 떨어지면 유모세포와 연접하고 있는 청신경 사이의 전기적 흥분이 정상 수치와 달라진다.

내용이 다소 복잡할 수 있는데 이렇게 상상해보자. 대뇌피질과 유모세포가 청신경이라는 고무줄을 2줄씩 적당한 긴장도를 유지한 상태로 들고 있다. 이때 음파 세기에 따라 유모세포가 마치 세밀한 깃털처럼 흔들려 청신경이라는 고무줄을 그대로 당겼다 풀었다 한다. 그 긴장도는 기존에 약속된 바가 있는데 유모세포가 탄력을 잃고 뻣뻣해지면, 물리적인 원인이나 화학적인 원인으로 대뇌피질과 연결된 고무줄이 과긴장되어 불필요한 과흥분이 생긴다. 그 과흥분이 이명의 원인이라고 보는 것이다. 따라서 보청기로 소리를 증폭시키는 것과 이명 발생의 기전은 연관성이 빈약하다.

또 청력 손상이 심한 난청 환자에게 수술로 인공와우를 끼면 이명이 개선될 수 있다는 가설도 있다. 하지만 이 역시 결정적으로 유모세포만이 이명의 원인이라고 생각하는 오류가 있다. 이명을 유발하는 경로는 유모세포의 문제뿐 아니라 청신경의 문제, 대뇌피질의 문제 등 다양한 경로상의 문제가 있다.

소리재활훈련으로
청력이 점점 회복된다

현재 이비인후과나 신경정신과에서 사용 중인 약물요법의 경우 대뇌에서 청신경 자극의 감도를 낮추는 방식을 사용하고 있다. 이것 또한 실제 환자에게 필요한 정상 감각을 떨어뜨리게 되므로 몇 가지 부작용을 유발할 수 있고 근본적인 접근이 되지 못한다. 벼룩을 잡기 위해 집을 태우는 방식이므로 이명으로 인해 당장 생존에 위협이 되는 수준이 아닌 이상 우선적으로 사용될 방법은 아니라고 생각한다.

지금까지 이명 치료에 대한 접근 방향을 보면 미세한 단위의 청력 손상에 대해서는 관심이 부족했다. 적어도 이명 치료에 관한 청력검사는 자동검사 방식으로 보다 정밀한 검사가 수행돼야 한다.

지금까지 전통적으로 사용된 6밴드 순음청력검사는 피아노 건반으로 비유하면 한 옥타브씩 건너뛰면서 '도'라는 건반만 검사한 것이다. 반면 미세청력검사(67밴드 또는 134밴드)는 88건반을 모두 하나씩 확인하는 방식이다. 따라서 환자의 청력을 훨씬 정확하게 파악할 수 있다. 미세청력검사를 진행한 후 이명을 유발하는 역치 구간으로 진입된 주파수 영역을 찾아내 실제 환자가 듣는 이명과 비교하여 재활에 가장 적합한 주파수 영역을 선택하는 것이 소리재활훈련에서 아주 중요하다.

실제 이명에서 회복되는 과정

환자들의 이명은 서로 다르기 때문에 각자의 이명과 비슷한 주파수를 찾고 비슷한 강도의 데시벨(dB)을 찾는 검사를 하게 되는데, 이것이 이명도 검사다. 또한 이명이 어느 정도 크기의 소리에서 차폐되는지와 같은 이명의 특성을 파악하는 검사를 한다. 이 차폐 검사를 통해 이명 치료가 얼마나 오래 소요될지 판단하는 것도 중요한 진단 과정이다. 이명이 들리는 환자에게 백색소음을 낮은 음량부터 높여나가면서 들려주는데, 처음으로 이명이 안 들리는 음량을 확인한다. 이명이 안 들리기 시작하는 부분차폐에서 이명이 완전히 차단되는 완전차폐가 있다. 완전차폐 음량을 1분간 청음한 후에 환자의 이명이 어느 정도 남아 있는지에 따라 질환의 깊이를 파악하기도 한다. 이명이 차폐되는 시간과 정도에 따라 경도, 중도, 중고도, 고도로 나누고 치료기간을 다르게 설정한다.

134밴드 미세청력검사를 통해 이명을 유발하는 주파수를 찾고 차폐 검사를 통해 얼마나 회복할 가능성이 있는지를 구별하는 것이 이명 환자를 치료하는 첫 관문이라고 할 수 있다.

가장 이상적인 소리재활훈련은 134밴드 미세청력검사를 통해 이명을 유발하는 주파수를 찾고 해당 주파수의 역치를 회복할 수 있는 가공된 음원을 매일 1시간씩 듣는 것이다. 특정 주파수의 역치를 회복하는 음원을 가공해내는 기기(reve134)가 있는데, 단순한 순음주파수를 듣는 것이 아니라 음향공학적으로 계산된 주파수 조합을 인위적으로 만들어내는 의료기기다. 가공된 음원을 환자의 휴대폰에 저장해놓았다가 가정에서 편한 시간대에 1시간 기준으로 30분씩 2번 또는 1시간 동안 청취하는 것이 TSC 기술을 통한 유모세포 재활훈련이다.

이 과정에서 중요한 점은 음원을 듣는 방식인데, 처음 설정한 본인의 역치보다 약간 낮은 역치로 훈련한다. 유모세포가 반응을 하는 역치 기준보다 약간 낮은 에너지의 음파를 반복적으로 듣게 되면 일정 기간이 지난 후 역치가 낮아지는 것을 확인할 수 있다. 즉, 최초에 들리지 않았던 음원 소리가 미세하게 들린다. 그 미세하게 들리는 음원의 역치를 다시 안 들리는 경계까지 낮춰서 다시 훈련을 반복하면 단계적으로 유모세포의 역치가 낮아진다. 이 과정을 통해서 이명을 유발하는 역치 구간을 벗어나고 이명의 발생 빈도가 점점 낮아짐으로써 이명 치료를 하게 되는 것이다.

이명 발생과 가우스 이론

임상통계상으로 확인된 이명 유발의 확률을 그래프로 표현한 사람이 있었다. 청력이 좋은 30dB 이하와 청력이 나쁜 70dB 이상의 구간에서 이명 발생 확률이 떨어지며, 50dB에서 최대값을 가지는 정규분포에 가까운 그래프였다(가우스 이론). 다시 말해, 이명이 잘 일어나는 역치를 통계적으로 모집해보니 30~70dB 사이에서 이명이 다발하는데 그 빈도를 이산분포로 작성해보니 50dB에서 가장 빈도가 높고 50dB에서 멀어질수록 점점 빈도가 낮아지는 정규분포를 그렸다는 이야기다.

이것은 유모세포의 탄력이 정상이었다가 점점 떨어지는 과정에서 가장 이명 발병의 확률이 높아진다는 것을 의미한다. 오히려 흥미로운 것은 유모세포의 기능이 완전히 떨어짐에 따라 유모세포와 연결된 청신경이 다른 유모세포와 새롭게 연접한다는 것이다. 이로 인해 고도난청 구간으로 진입할수록 이명의 발생 확률이 떨어진다.

이명 소리라는 것이 특정 주파수를 인지할 수 있는 순음 형태만 있는 것이 아니라 복잡한 소리 형태를 띠는 경우가 많다. 그래서 환자 스스로 이명 주파수를 찾지 못하는 경우도 많은데, 이럴 때 확률적으로 높은 주파수를 찾아서 타깃팅할 수 있다.

이 외에도 음원의 타깃팅을 정하는 방식도 중요하다. 실제 손상된 유모세포를 회복하기 가장 적합한 음원자극이 어떤 방식일지 정답은 아직 없다. 여러 임상 실험을 통해 가장 확률 높은 방식을 찾아나가고 있는 중이며, 유모세포 회복의 임상 데이터가 누적될수록 이명 완치의 확률에 점점 가까워질 것은 분명한 사실이다.

활성산소가 유모세포를
파괴한다

이명을 유발하는 중요한 원인으로 청력의 손상을 들 수 있는데, 청력 악화 요소로서 활성산소는 빼놓고 설명할 수 없다. 활성산소는 기본적으로 세포의 산소 요구량이 많아지는 상황에서 폭발적으로 증가한다. 유모세포가 강한 소음에 장기간 노출되면 유모세포 내에 활성산소의 농도가 증가해 세포 손상으로 이어진다.

인체의 모든 세포는 호기성 대사를 한다. 이것은 대사활동을 위한 에너지원으로 산소를 필요로 하는 것인데, 반대로 산소가 없거나 부족한 환경에서 진행되는 것을 혐기성 대사라고 한다. 호기성 대사를 하는 과정에서 산소 분자가 불완전하게 전자를 얻어 일부가 환원되는 경우 초과산화물 라디컬(superoxide radical)이 형성된다. 이것이 활성산소인데 반응성이 높기 때문에 세포 안의 DNA나 지질과 반응하여 손상을 입히기 쉽다. 유모세포가 노화되어 유모세포 내의 활성산소 농도가 높아지는 경우 유모세포의 기능도 떨어지는 것으로 밝혀져 있다. 이럴 때 TSC 기술을 활용한 유모세포의 자극을 주면(소리재활훈련) 세포 내 활성산소의 농도를 낮춰주는 것으로 알려져 있다.

환자가 젊고 내과적으로 건강할수록 노출된 소음으로 생긴 활성산소를 제거할 항산화물질이 풍부하다. 그러나 노화가 진행될수록 항산화물질의 생산량이 활성산소의 생성을 따라가지 못해서, 같은 소음에 노출되더라도 유모세포의 손상은 심해진다. 물론 유모세포의 손상을 활성산소 한 가지만으로 분석할 수는 없지만, 실제 임상에서 환자의 청력 손상을 예방하고 이명을 치료하는 객관화된 지표로 활성산소는 빼놓을 수 없다.

이명 환자는 평소에 활성산소를 줄일 수 있는 항산화 식사를 매일 해야 한다. 유산소운동과 근력운동을 잘 배합한 운동을 습관화하는 것도 중요하다. 운동하는 중에는 근육이 촉촉해지도록 수분을 충분히 섭취하는 것이 좋고, 장기간의 소음 노출을 피하는 생활을 하는 것이 유모세포 건강에 중요하다.

활성산소가 노인성 난청의 원인이다

보통 난청이라고 하면 가장 많은 유형이 노인성 난청일 것이다. 돌발성 난청이나 소음성 난청 이외에 노화에 따라 자연스러운 청력 감소 곡선을 그리는 노인성 난청의 경우에도 활성산소는 밀접한 관련성이 있다. 노화가 진행될수록 체내 항산화물질의 공급 환경은 악화되기 때문에 같은 소음에 노출된 유모세포라고 하더라도 활성산소를 제거하지 못하는 것이다. 활성산소로 인한 인체 전반의 세포 손상이 진행되는 것이 노화의 본질이다. 여기서 유모세포 역시 예외일 수 없다.

달팽이관의 구역마다 특정 주파수의 음파를 감지하는 유모세포들이 따로 있는데, 한 가지 흥미로운 점은 노인성 난청인 경우 난원창에 가까운 유모세포일수록 더 빠른 손상을 입고 손상 정도 역시 심해진다는 점이다. 이것은 저음역이든 고음역이든 음파가 전달되는 과정에서 고음역대 구간을 먼저 지나갈 수밖에 없기 때문에, 고음역대의 유모세포가 림프액과의 마찰이 누적되는 양이 커서 생기는 현상인 것으로 알려져 있다. 마찰이 많으면 유모세포 내의 산소 요구량이 증가하는데, 그러면 활성산소 생성량도 증가한다. 활성산소와 항산화물질의 균형이 유지돼야 각종 소음에 하루 종일 노출되는 청력 수준이 일정하게 유지될 수 있다. 항산화물질이 풍부한 젊은 시절에는 활성산소로 인한 유모세포 손상이 있어도 금방 회복되었지만, 노화가 진행됨에 따라 점점 손상된 것이 회복되지 못하고 비가역적인 청력 손상으로 진행되는 것이다.

이와 관련해 소음성 난청은 중요한 차이를 보인다. 노화 여부와는 무관하게, 소음으로 인한 특정 음역대 손상으로 4,000Hz 구간의 급격한 손상이 발생하는 것이 소음성 난청이다. 여기서 왜 하필 4,000Hz 손상이 급격하게 진행되는지에 대한 유력한 가설 중 하나가 4,000Hz를 담당하는 유모세포가 혈류 공급이 불리한 구조적 결함이 있다는 것이다. 이것을 전제로 추론해보면 유모세포는 특정 소리의 음파에 노출될 때마다 활성산소에 의해 손상될 가능성이 커진다. 활성산소의 농도를 줄이는 데에는 해당 유모세포로 공급되는 혈행 상태가 결정적인 역할을 한다.

노인성 난청의 경우 자연스러운 노화로 인한 유모세포의 손상이었다면, 소음성 난청의 경우에는 같은 손상이 일어나더라도 항산화물질이 손상 구간으로 충분히 공급되지 않으면 해당 유모세포의 손상을 막기 어렵다. 지금까지 특정 음역대 손상을 단순히 소음의 노출에 의한 손상으로만 가정을 해왔기 때문에 '소음성 난청'이라는 용어를 사용해왔다. 그러나 유모세포는 단순히 소음에 의해서만 손상되는 것이 아니라 회복을 위한 조건이 있고, 달팽이관으로 공급되는 혈관의 구조적 요인이 복합적으로 작용함을 알 수 있다.

활성산소를 억제하는 소리재활훈련

TSC의 청음 경로를 살펴보면 외이를 거쳐 내이의 달팽이관으로 소리가 전달되는데, 이때 달팽이관 안의 유모세포에 주파수별 음향자극을 주어 유모세포를 운동하게 만든다. 주기적인 운동으로 쓰러져 있거나 살아 있어도 제 기능을 못하는 유모세포를 일으켜 세워 원래의 기능을 하도록 하는 것이다. 결과적으로 유모세포의 활성화를 돕겠다는 것이다. 달팽이관을 통해 감지된 주파수 소리는 전기자극으로 바뀌어 청신경을 통해 측두엽의 청각피질로 이동한다. 결론적으로 소리를 듣기 위해서는 고막, 달팽이관, 청신경, 청각피질이 모두 정상이어야 한다.

　기존의 치료를 살펴보면 고막은 외과적 수술이 필요할 때가 있고, 청신경과 뇌의 치료는 약물적 치료를 해왔고, 내이에 속하는 달팽이관의 치료는 인공와우 수술이나 보청기가 전부였다. 그러나 달팽이관 유모세포의 활성화를 돕는 TSC의 등장으로 보조물 수술이나 보청기와는 달리 유모세포를 근본적으로 치료하는 것을 지향하게 되었다. TSC 기술에 의한 소리재활훈련은 특정 주파수의 역치를 기준으로 더 높은 역치의 음원을 듣게 하는 것이 아니라 더 낮은 역치의 음원을 반복적으로 듣게 하여, 손상된 유모세포 내의 활성산소를 억제하고 단계적으로 역치를 낮추어 적응하게 한다.

　우리가 청력검사를 통해 주파수별 역치를 기록하는 것은 최종적으로 확정된 수치를 기록하는 것이 아니라 실시간으로 주어진 범위 내의 가변적인 역치를 기록하는 것이다. 따라서 역치의 변동성을 이용하여 역치 기준보다 낮은 에너지의 음파를 통해 유모세포를 자극함으로써 더 큰 운동성을 회복할 수 있도록 유도할 수 있다. 개개인의 청력 손상 정도에 따라 치료 효과는 달라질 수 있지만, 실제 임상에서 TSC 기술을 이용한 유모세포 활성화를 통해 단계적으로 역치가 낮아지는 청력 회복 과정을 확인할 수 있었다. 내이 속 유모세포의 기질적 손상을 복구함으로써 청력이 회복되고 근본적으로 이명이 유발되는 환경에서 탈피하게 되는 것이다.

달팽이관의 혈액 공급을
방해하는 요소들

유모세포 건강에 악영향을 주는 또 다른 요소로 심리적 스트레스를 들 수 있다. 이명에 관한 어떤 어드바이스에도 빠지지 않는 키워드가 바로 스트레스다. 식상하게 들린다는 사람도 있겠지만 유모세포 회복에는 매우 중요한 요소가 될 수 있다.

우리 몸의 자율신경은 교감신경과 부교감신경으로 나뉜다. 이둘은 치우침 없이 항상성을 유지하기 위해 길항 작용을 하는데, 스트레스 상황에 처할 때는 교감신경이 항진된다. 생존과 응급 상황에 필수적인 장기에 혈액 공급을 늘리고 나머지 장기에는 일시적으로 혈류 공급을 줄인다. 청력의 경우에도 스트레스 상황에서는 달팽이관으로 공급되는 혈류량이 감소되어 기본적으로 항산화 기

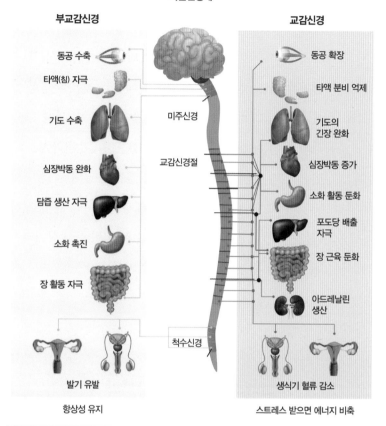

[그림 2-2] 교감신경과 부교감신경의 길항 작용

전에 불리한 상황이 된다. 따라서 평소 생활 속 스트레스에 자주 노출되어 교감신경 항진이 만성화되면 같은 소음에 노출되었다 해도 손상된 유모세포를 회복시키기는 어려워진다. 따라서 급격한 청력 손실로 이어질 가능성이 크고, 회복 불가능한 유모세포 손상이 한번 이루어지면 이명을 유발하는 역치 구간으로 진입하면서 이명이 생기는 것이다.

실제 임상에서 이명이 발병하게 된 최초의 환경에는 극심한 스트레스가 빠지지 않고 등장한다. 이명 초기에 스트레스 환경만 개선해줘도 빠른 속도로 이명이 호전되는 것을 관찰할 수 있다. 그만큼 스트레스와 이명은 밀접한 상관관계가 있으며, 그 내막에는 스트레스로 인한 교감신경 항진과 달팽이관 혈류 공급의 악화가 있다. 그리고 미시적으로 보면 유모세포의 활성산소 농도를 조절하는 항산화 물질과의 중요한 연결고리가 있다. 청력을 손상시키는 요소와 그에 대응해 회복시키는 요소는 동시에 작용한다. 여기에 더해 구조적인 변수까지 작용할 수 있다.

스트레스와 경화증이 혈류를 방해한다

교감신경 항진이 만성화될 경우 달팽이관으로 연결된 혈액량은 줄어들고 항산화물질 공급량도 역시 줄어든다. 달팽이관으로 연결된 혈액 공급을 방해하는 또 다른 요인으로는 혈관을 둘러싼 연부조직 경화를 들 수 있다. 연부조직이란 뼈를 제외한 근육, 인대, 힘줄과 같은 부드러운 조직으로 인체의 구조를 채우는 중요한 조직들을 통틀어 말한다. 신체가 젊고 건강할수록 연부조직의 탄력이 충분하여 달팽이관으로 통하는 혈관을 압박하는 일이 없지만, 노화가 진행되고 있거나 외상이나 내과적 질병이 있으면 달팽이관으로 연결된 혈관에 구조적인 압력이 가해질 수가 있다. 이럴 때 같은 혈액 구성을 가졌다 하더라도 유모세포의 회복을 기대할 수 없다. 비유하자면 유모세포를 살리는 혈관이라는 고무 호스를 누군가 여기저기 누르고 있어서 혈액이 흐르지 않는 것이다.

혈관으로 가는 경로에 있는 연부조직의 압박을 해소하려면 외과적인 방법을 써야 하는데, 이 경우 침이나 도침이 매우 중요한 해답을 제공할 수 있다. 연부조직의 유착을 침과 도침으로 미세하게 박리하여 혈관 압박을 해소함으로써 달팽이관으로 연결된 혈류 환경을 근본적으로 해결하는 것이다. 실제 한의원에서 이명, 난청 환자에게 귀 주변(예풍혈)에 침을 놓는 것 역시 이런 혈류 개선을 해결하는 주된 방식 중 하나이다.

달팽이관으로의 혈액 공급을 개선하는 또 하나의 중요한 치료는 교감신경 과항진을 해결하는 것이다. 실제 임상에서 마주하는 대부분의 이명 환자는 교감신경 과항진을 경험하면서 청력 손상이 가속화되고 이명이 발생하는 패턴을 보인다. 표면적으로는 다양한 형태의 호소를 하지만 여러 가지 기능적 증상을 종합해보면 자율신경 조절 기능의 문제에 속한 경우가 많다.

기본적으로 스트레스는 교감신경을 항진시킨다. 이것이 달팽이관의 혈류 공급을 방해하는 요인이 되고, 만성적인 스트레스 상황에서 손상된 유모세포의 기능이 회복하지 못할 임계치를 넘어서면 돌이킬 수 없는 손상이 유발되는 것이다. 따라서 항산화물질의 공급을 위한 구조적 개선과 더불어 스트레스로 균형이 깨진 자율신경 상태를 개선하는 치료가 전체 계획에 더해져야 한다.

자율신경의 관점에서 보면 교감신경의 항진은 내이 주변 혈관을 좁게 만들고 혈류 상태를 악화시킨다. 또한 교감신경 항진이 오래되면 '부신피로증후군'이라는 만성허로(虛勞, 몸에 필요한 구성요소가 부족해 쇠진해지는 것) 증상이 발생하기도 한다. 이 과정에서 지나치게 많은 염증물질이 분비되어 청력 회복을 막을뿐더러 청신경의 환경을 악화시킨다. 이것도 이명이 유발되는 기전 중 하나다. 따라서 이명을 치료하는 과정에서 환자의 기저질환이 자율신경과 관련된 경우라면 침과 한약을 통해 자율신경계 질환을 동시에 치료하는 것이 필수다.

한약은 탁월한 자율신경 개선 효과가 있다

한의학에서 신체의 여러 증상을 그룹화하여 계통을 나누는 과정을 '변증'이라고 한다. 환자가 호소하는 증상 중 스트레스 기전에 따라 자율신경실조증 역시 변증의 범위에서 이미 분류가 되어 있다. 한의학에서 사용하는 수많은 처방들의 그 용법은 변증이라는 분류를 통해 체계적으로 정리가 되어 있으며, 실제 임상에서 환자의 자율신경실조증을 탁월하게 해결한다.

자율신경실조증이란 자율신경계에 해당하는 교감신경, 부교감신경의 이상으로 발생되는 모든 이상 증세를 말한다. 한 가지 증상이 아니라 밸런스가 깨지면서 나타나는 다양한 증상이 모두 해당한다. 예를 들어 교감신경 과항진증인 경우 지나치게 감각이 예민해지면서 이명 증상이 심해질 수 있다. 반대로 부신피로증후군과 같은 만성허로가 있으면 히스타민 분비량이 많아지면서 두통, 이명, 어지럼증과 같은 증상이 생긴다.

자율신경의 밸런스가 무너진 환자의 신체 상태를 근본적으로 바로잡고 침과 도침 등의 방법으로 구조적인 문제를 해결하는 방식은 실질적으로는 대단히 체계적이고 세련된 접근 방식이다. 예를 들어 담음병에 대한 치료를 소개해본다.

부신피로증후군은 만성 스트레스로 인해 부신의 기능이 저하된 결과로 나타나는 것이다. 부신에는 스트레스에 대항하여 분비하는 코르티솔(cortisol)이라는 호르몬이 있다. 평소에 코르티솔은 손상을 입은 조직의 회복이나 통증 기전을 억제하는 등의 작용을 하는데, 만성 스트레스로 부신이 코르티솔을 과도하게 분비하는 현상이 반복되다 보면 코르티솔 분비량이 오히려 줄어든다. 이때 히스타민이라는 물질의 농도가 높아지는데, 이것은 인체 내 여러 조직의 염증을 유발하는 작용을 한다. 히스타민의 농도가 코르티솔에 의해 억제되고 있다가 코르티솔 양이 부족해지면 체내 히스타민 농도가 높아져 일명 '히스타민증후군'이 생기는 것이다. 히스타민 증후군의 여러 증상 중 대표적인 것이 이명이나 어지럼증이다.

인체 내 조직은 항상 손상과 회복이 실시간으로 진행되고 있다. 이 과정에서 적절한 양의 히스타민은 염증을 유발하여 회복을 촉진하는 용도로 사용되는데, 이 농도가 너무 높아지면 문제가 된다. 증가한 히스타민이 과도하게 정상 조직에 작용하여 염증을 유발하는 과정에서 청신경을 주로 자극하면 이명이 유발된다는 가설이 최근 주목받고 있다.

히스타민증후군에 따른 이명의 발현은 한의학 변증에서 쉽게 찾아볼 수 있는데, 바로 담음증에 의한 이명이다. 머리가 어지럽고 이명이 생기고 속이 메스꺼운 증상이 생기는 등 다양한 담음병의 증상들이 히스타민증후군과 유사하다. 이것이 한의학의 변증으로 해석된다는 것은 이미 그 증상을 과거부터 인지하고 있었고, 그에 따른 치료를 해왔다는 것을 의미한다. 따라서 담음병으로 인한 이명에 대해 많은 처방과 치료법들이 잘 정리되어 있으므로 한의사의 진찰과 처방에 따라 충분히 치료할 수 있는 범주인 것이다.

침으로 달팽이관의 기능 저하를 유발하는 구조적인 치료를 하고 담음병에 대한 적절한 처방으로 내과적인 치료를 병행하면서, TSC 기술로 유모세포의 손상을 회복하는 소리재활훈련을 하는 과정을 총망라하는 것이 이내풍의 치료 방식이다. 현재까지 현대의학이 이명을 치료해온 과정보다 한 단계 진보한 방식의 치료라고 할 수 있다.

여기서 담음병은 이명의 원인 중 한 가지 예시일 뿐 실제 한의학적 진단의 툴은 훨씬 세밀하며, 인체가 나타내는 다양한 증상의 분류가 세밀하게 이루어져 있다. 그에 따른 효과적인 치료법도 이미 마련되어 있기 때문에 환자들이 질환의 경중에 따라 충분한 치료 기간을 투자하는 것만이 남은 과제인 셈이다.

이명 환자에게 뒤따라오는 심리적 요소

이명을 유발하는 기저환경으로 유모세포의 노화나 손상이라는 기질적 문제 외에, 이명을 촉발하는 또 다른 악화 원인으로 스트레스로 인한 심리적 요인이 있다. 이명으로 고통받은 기간이 길든 짧든 공통적으로 나타나는 것이 심리적 요인이다. 스트레스 자체가 이명을 유발하기도 하지만 이명이 생긴 이후 그 증상이 가져오는 고통이 2차적 스트레스를 유발해 이명을 더욱 치료하기 힘든 질환으로 만든다.

초기 스트레스의 경우 자율신경 관점에서 설명하자면 교감신경 과흥분 상태인데, 이때 혈류 공급이 부족한 상태에서 선택적으로 장기에 혈액 분배가 된다. 공급이 부족해진 해당 장기는 기능이 떨어지기 때문에 전신 질환으로서 이명 증상이 발현되는 것이다.

　그동안 이내풍에서 이명이 생기기 쉬운 사람들의 체질을 파악하기 위해 환자들의 생활습관, 성격 등을 조사해 통계를 냈는데, 대체로 털털한 사람보다는 꼼꼼하고 철저한 사람, 소극적이고 집착이 강한 사람이 많았다. 한의사는 맥진을 통해 환자의 심리 상태를 파악할 수 있다. 맥진기로 나타난 맥파를 보고 환자와 대화를 해보면 이명에 영향을 주었던 개인적인 사건과 심리적 상황을 들을 수 있다. 남편과 싸웠다, 시부모와 갈등이 있다, 부도가 났다 등 내용도 다양하다.

　어느 여성 환자의 사례가 있다. "이명 때문에 머리가 돌 지경이다"라고 말하는 그녀의 맥을 보고 말을 걸었다. "얼마 떼이셨어요?" 깜짝 놀란 그녀는 중국에서 사업을 하다가 조선족에게 배신당했으며 공장도 다 뺏기고 7억 원을 날렸다는 이야기를 털어놓았다. "7억이요? 많지 않네요"라고 했더니, "왜 안 많아요. 제 전 재산이에요"라며 울먹였다. "액수가 많지 않다는 뜻은 아닙니다. 주위에 보면 7억 이상 떼인 사람도 꽤 있습니다." 그러면서 공무원으로 일하다가 퇴직한 사람인데 보증을 서주고 50억 원을 떼인 이야기를 해주었다. 환자는 울음을 뚝 멈추고 차분하게 말을 이었다. "저는 얼마 안 떼였네요."

　이명 환자의 성정(性情)을 파악하는 것이 무슨 상관이냐 싶겠지만, 사실 이것은 중요한 정보다. 불만 상황에서 어떤 마음을 먹는지, 분노나 근심을 어떻게 처리하는지는 이명과 전혀 관련없다 말할 수 없다. 이명의 치료 효과를 높이기 위해서는 대뇌변연계를 이해해야 한다. 대뇌변연계는 사람의 감정 변화에 반응하는 부위로 인간의 오욕칠정(五慾七情)은 대뇌변연계에 영향을 미친다. 이명 환자에게 뇌파훈련이 중요한 이유도 대뇌변연계 기능 회복에 독보적인 효과가 있기 때문이다.

심리상담은 이명 치료를 돕는다

스트레스로 인한 기능적 질환은 한약을 통한 치료가 중요하지만, 현재 환자가 처한 환경과 심리적 어려움을 전문적인 심리상담으로 덜어주면 좋다. 대부분의 만성이명 환자는 본인의 고통을 가족이나 지인이 체감할 수 없어서 다른 질환보다 더욱 고통받는 경향이 있다. 이명 자체가 스트레스에 민감한 환자들에게 취약한 질병인데다가 그로 인해 환자 스스로 감내해야 할 2차적 스트레스가 치료를 방해하는 것이다.

　이명으로 인한 스트레스와 고통을 누군가에게 속시원히 상담받기가 어려워서 대부분의 이명 치료 과정이 치료 효율이 떨어지는 측면도 있다. 심리적인 해소 과정이 빠져 있기 때문이다. 임상에서 자세한 문진을 하는 과정에서 이명 환자가 발병 이전에 겪은 실생활의 여러 복잡한 문제들에 대해 환자가 충분히 호소할 수 있는 기회를 주면 치료 효율이 높아지는 사례가 많다. 환자의 어려움을 잘 듣고 조언해주는 것만으로도 놀라온 결과를 이끌어낼 수 있는 것이다. 전문 상담가로부터 단계적인 심리치료를 받는 것도 권할 만하다. 인간이 실생활에서 수없이 느끼는 억눌린 감정이나 분노, 우울, 슬픔과 같은 복잡한 칠정의 문제는 인체에 지대한 영향을 끼친다. 아무리 좋은 치료법을 동원한다고 해도 인간의 감정 문제를 중요한 요소로 받아들이지 않는 치료는 반쪽짜리 치료밖에 되지 않는다.

이러한 상담치료를 병행하기 위해서는 환자 또한 이명을 바라보는 관점을 바꿀 필요가 있다. 단순히 약을 먹거나 시술만 하면 마치 버튼을 누르듯이 이명이 사라질 것이라는 접근법은 도움이 되지 않는다. 이명은 매우 복잡한 전신 질환이며 표면적으로는 귀에 국한된 질병처럼 보이지만 실제로는 심리적, 내과적 요소가 복잡하게 뒤엉켜 있는 질환이다. 성급한 마음가짐보다는 충분한 시간을 가지고 점차적으로 접근하는 것이 무엇보다 중요하다. 물론 질병을 순식간에 고치고 싶은 환자의 마음은 병을 치료하는 의사도 이해한다. 그래도 너무 성급한 마음은 내려놓는 것이 좋다. 뇌경색을 앓고 난 이후 재활 과정이 긴 것처럼 청력 손상으로 인한 이명 역시 긴 재활 과정이 필요하다는 것을 인지하기 바란다.

맥진 검사로 환자의 심리 상태를 읽는다

한의학 진단 과정 중 가장 중요하면서도 많이 활용되는 것은 맥진이다. 맥진을 통해 12장부의 다양한 증상을 구별할 수 있으며 변증을 통해 환자의 몸 상태를 분석하는 데 결정적인 정보를 알 수 있다. 인체의 기질적 손상에 따른 변화가 맥진상에 잘 반영되기 때문이다. 더불어 심리 상태 역시 맥진에 잘 표현되는데, 불안, 초조, 우울, 분노, 슬픔, 공포 등 인간이 가지는 다양한 심리 상태가 그에 따른 신체적 변화를 동반하기 때문에 구별이 가능하다.

심리상담을 통한 치료는 효과가 탁월함에도 불구하고 환자가 언급하지 않거나 스스로 인지하지 못하는 심리적 컨디션을 반영하지 못할 가능성이 있다. 그럴 때 맥진을 통한 심리 분석은 상호보완적 역할을 수행할 수 있다.

맥진에는 12장부의 복잡한 상태 변화가 그대로 반영된다는 점에서 기전이 복잡한 이명 환자를 진단하는 데 있어 대단히 중요한 툴이 된다. 최근에는 맥을 자동으로 기록하는 맥진기가 개발되어 12장부의 진단 결과를 알아보기가 쉬워졌다. 시각적으로 나타내주는 맥파를 환자와 함께 보면서 상태를 체크할 수 있다. 맥진의 결과를 객관화하고 보다 직관적으로 확인할 수 있게 된 것이다.

이내풍에서는 맥진기를 활용하기 때문에 환자가 호소하는 증상 외에도 숨겨져 있던 증상을 잡아내는 경우가 많다. 예를 들어 심장

[표 2-1] 이명 환자의 심리 상태와 관련된 맥파에 따른 증상

간장(肝)	간이 녹은 사람
	간 떨어진 사람
	간이 부글부글
	간이 콩알만 해진 사람
	간장울음
	간이 쫄은 사람
	분기탱천
	우울증, 공황장애
심장(心)	가슴에 못 박힌 사람
	가슴이 철렁 내려앉은 사람
	가슴이 텅빈 사람
	가슴이 녹아내린 사람
	가슴에 돌 박힌 사람
	심장이 부글부글
	심장이 우는 사람
	심장이 쪼그라붙은 사람
	심장이 생기다 만 사람
	불안증으로 안절부절
비장(脾)	고뇌 가득한 사람
	머리에 쥐나는 사람
	결벽증
	극도로 예민, 까칠한 사람
	골빈 사람
폐(肺)	의기소침
	무기력
	한숨 가득한 사람
담(膽)	낙담
	담이 작은 사람
	쓸개가 녹은 사람
	쓸개가 메마른 사람
	불면증

맥이 아래로 떨어지는 침맥(沈脈)이 나타나는 경우가 있다. 과거의 큰 사고나 충격으로 낙심하여 지속적인 스트레스가 이명의 원인으로 작용한 것이다. 이럴 때 환자는 이명과 관련이 없다고 생각해서 진료실에서 언급하지 않는 경우가 많다. 맥진상으로 낙심맥이 드러나면 환자에게 바로 확인이 가능하고, 그 환자의 기저에 깔려 있는 심상을 이해할 수 있다.

또한 겉으로는 평온한 듯 진료를 받지만 간맥이 활삭맥(滑數脈)인 경우는 흔히 '간이 부글부글 끓고 있다'고 표현하는 만성 스트레스 상황이다. 단지 환자가 호소하는 말만 가지고 환자의 증상을 파악하는 경우에는 의도적이든 아니든 숨겨진 것들로 인해 환자의 내적 상태를 완전히 파악하기 힘들다. 이것은 이명과 같은 난치성 질환을 치료하는 데에는 결정적인 요소가 된다. 그래서 맥진기의 활용과 자율신경 진단기(HRV)의 종합적인 활용은 대단히 중요한 부분이다.

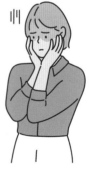

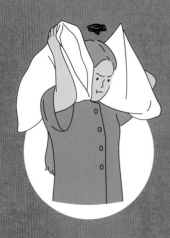

기허이명, 체력이 약하고 원기가 부족하다
심화이명, 슬픔이나 근심 걱정으로 속을 썩다
위허이명, 소화기가 약한 상태다
담화이명, 자율신경 기능 이상이 있다
신허이명, 신장 기능이 허약하다
풍열이명, 공포·두려움·분노·화가 있다
어혈이명, 교통사고 후에 나타날 수 있다
혈허이명, 영양 부족과 스트레스로 악화된다
골수, 뇌수 부족으로 이명이 생길 수 있다
중독성 이명, 의외의 습관이 몸을 병들게 한다

한의학적으로 보는 이명의 10가지 원인

기허이명, 체력이 약하고 원기가 부족하다

노인성 난청은 이명의 발생과 함께 오는 경우가 많다. 그렇지만 이명이 노인에게만 나타나는 증상은 아니며, 전 연령대에서 나타난다. 가끔은 아주 어린 환자도 있는데, 한 번은 일곱 살짜리 아이가 강원도 원주에 있는 이내풍한의원을 찾아왔다. 당시에는 이내풍 네트워크가 전국으로 퍼지기 전이었는데, KTX도 없던 시절이라 환자와 보호자는 경남 김해에서 비행기를 타고 치료를 받으러 다녔다. 서울에 있는 대학병원과 상급종합병원에도 가봤는데 고가의 비용을 들여 검사한 결과 "이 아이는 이명이 아니다"라는 말을 들었다고 한다.

귀에서 소리가 나고 아이는 괴로워하는데 이상 없다는 말만 되돌아올 뿐이니 보호자는 답답했을 것이다. "그러면 우리 아이는 어떡합니까?"라는 절실한 물음에 돌아온 대답은 "방법이 없습니다"라는 말뿐이었다고 한다. 어찌 어찌 알게 된 이내풍으로 찾아온 아이와 보호자는 치료비보다 비싼 비행기 값을 들여가며 3개월을 다녔고, 깨끗이 낫고 돌아갔다.

대형종합병원에서 이명에 관한 병인을 설명하지 못하고 이상 없다며 환자를 돌려보내는 것은 지금까지 개발된 서양의학적 검사 방법으로는 밝힐 수 없다는 뜻이지, "병이 없다"고 단정지어 말할 일은 아니다. 한의학적으로도 모든 이명을 100% 설명할 수 있는 건 아니지만, 이내풍에서는 그동안 이명이라는 질환을 보는 관점이 잘못됐다는 자각 하에 검사 방법이나 접근법에 문제가 있다는 걸 시인하고 다각도로 가설을 세워보고 연구한 결과 임상에서 80% 이상의 치료율을 유지하고 있다.

이내풍에서 그동안 통계를 내왔던 이명 환자들의 유형을 보면 37가지 정도로 나눌 수 있지만, 그중 드문 사례인 경우를 제외하면 10가지 정도로 추릴 수가 있다. 이 책에서는 모든 사례를 다 열거할 수 없어서 10가지 유형을 짚어보려고 한다.

기존의 방법으로 이명을 치료할 수 없을 때는 귀 주변의 구조적인 문제로만 볼 것이 아니라 전신 질환의 관점에서 유모세포를 지치게 하는 원인들을 찾아봐야 한다. 그 원인 중 가장 흔한 것은 체력이 달리는 것이다. 이것을 기(氣)가 허(虛)하다는 뜻에서 '기허이명'이라고 한다. 김해에서 온 일곱 살짜리 아이의 경우에도 기허가 그 원인이었는데, 기운이 없으면 병이 생긴다는 것이 기허다. 나이가 좀 드신 어르신들이 "원기가 떨어졌구나. 든든한 것 좀 먹어라. 사골 좀 고아야겠다"라는 식으로 말씀하시는 걸 들어본 적이 있을 것이다. 이처럼 자신이 갖고 있는 체력에 비해서 기가 많이 소모됐을 때 나타나는 것이 기허다.

피로, 과로, 스트레스가 기허이명을 일으킨다

기허이명은 정신적·육체적 피로, 과로, 운동부족, 말을 많이 하는 것, 혈액순환장애 등으로 인해 유발되는 이명이다. 기허이명인 경우에는 몸 상태에 따라 소리가 나타났다가 사라지기도 한다. 기허는 일반적으로 사지가 무겁고, 얼굴색이 누렇고, 몸이 마르며, 말소리가 작아지고, 머리가 어지럽고, 쉽게 건망증이 생기며, 가슴이 두근거리는 증상 등이 나타난다.

　기허이명의 사례로 60대 후반의 한 남성이 있다. 오른쪽 귀는 난청과 이명이 심했고, 왼쪽에도 이명이 들린다고 했다. 24시간 해장국집을 30년째 운영해왔는데, 종업원을 두고 있지만 식당 주인의 입장인지라 늘 긴장 상태에 있었다. 과로, 수면 부족은 물론이고 음주도 자주 했다. 한번 먹으면 소주 2~3병을 비우고, 담배는 하루 1갑을 피웠다. 코로나 팬데믹 시기에 이내풍으로 내원했는데, 식당 경영이 어려워 스트레스를 많이 받고 있었다.

52세의 한 남성은 막내아들이 국제중학교에 입학해 새벽 6시에 늘 승용차로 바래다주던 중에 어느 날 현기증이 나면서 이명이 발생했다. 발병 당시에 수면 부족과 과로 상태에 있었으며, 이명 현상은 있다가 사라졌다 반복했다. 이비인후과를 여러 군데 다녔으나 진전이 없었고 메니에르병을 의심하는 의사도 있었는데, 처방받은 안정제 계통의 약을 복용하면서 자꾸 처지고 몸이 말을 듣지 않았다. 이내풍 진료 당시 구토억제제, 혈액순환제, 각종 영양제를 복용 중이라고 했다. 특이사항은 최초의 이명 발생 전에 업무상 영어공부를 하느라 장기간 이어폰을 사용했다는 것이다.

이런 식으로 기허 상태는 임상에서 자주 접하는 이명의 발병 원인이다. 내이의 유모세포를 괴롭히고 힘들게 하는 외부 자극 중 가장 큰 3가지는 스트레스, 소음, 과로인데, 이것을 모두 가지고 있는 직업군이 대표적으로 운전기사다. 임상에서 택시, 트럭, 버스 등을 오랜 세월 운전했다는 분을 빈번히 접할 수 있었다. 손님들에게 받는 스트레스, 일을 조금이라도 더 하려고 생긴 과로, 밤늦게 운전하는 데서 오는 수면 부족, 차창 너머의 소음 등은 청신경과 청각 뇌에 영향을 주고 이명의 원인으로 작용한다.

이명은 청신경을 자른다고 해서 나을 수 있는 질환이 아니며, 동일한 난청 수치를 가지고 있는 사람일지라도 이명의 고통은 서로 다른 경우가 많다. 개개인의 성격, 감정조절 능력, 감수성, 육체 피로도, 대인관계, 각자 처해 있는 환경, 직업, 생활습관, 기저질환, 복용 중인 약물 등 많은 요소들이 이명의 중증도에 영향을 끼친다.

이명은 생활 속에서 발생하는 보편적인 질환이다. 인간의 감각기관 중 가장 먼저 생기고 죽음에 직면했을 때도 가장 마지막까지 버티는 것이 청각기관이다. 그렇지만 내이의 유모세포와 머리의 청각뇌를 힘들게 하고 괴롭히는 생활습관을 지속한다면 절대 쉽게 회복할 수 없다. 스트레스와 과로를 흔히 만병의 근원이라고 하는데, 이것을 알면서도 밤에 잠을 못 자거나 수면 부족이거나 밤낮의 수면 패턴이 바뀌는 생활을 계속하면 특히 이명 환자의 생체리듬에는 악영향을 줄 수밖에 없다.

맥진과 체열로 기허이명을 판명한다

3장에서는 전신 질환의 관점에서 이명의 한의학적 원인을 살펴볼 것인데, 그 10가지 중에서 중독성 이명을 제외하면 모두 맥진과 체열 검사 후 바로 이명의 원인을 확인할 수 있다.

손목에서 맥을 보는 세 자리를 촌관척(寸關尺)이라고 하는데, 여기서 허맥(虛脈), 삽맥(澁脈)이 나타나는 것이 기허이명의 특징이다. 이내풍에서는 맥진기를 쓰지만 손으로 맥을 짚었을 때 가볍게

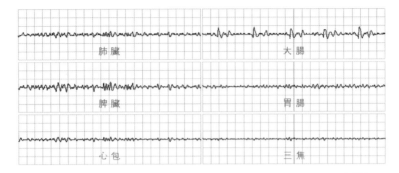

누르면 뚜렷하게 느껴지지 않고 세게 눌러도 속이 빈 것 같은 느낌을 주는 것이 허맥이다. 삽맥은 혈류가 원활하지 못해서 억지로 빠져나가는 듯이 거칠게 느껴지는 맥이다. 일반인이 맥진기가 그려내는 맥파를 보고 12장부의 상태를 바로 알아보기는 어렵지만, 숙련된 한의사가 보면 장기의 상태는 물론 환자의 심리 상태까지도 파악이 가능하다.

이명 환자를 진단하는 또 다른 도구로 체열 검사가 있는데, 의료기구의 명칭은 '적외선체열진단기'다. 한의학에서는 차갑고 뜨거운 걸 본다고 해서 '한열진단기'라고도 부른다. 사람은 항온동물이기 때문에 일정한 체온을 유지하고 있다고 하지만, 체열 검사를 하면 신체 전반적으로 모두 같은 온도를 유지하는 것은 아니다. 체열 사진상으로 파란색은 체온이 낮은 상태, 붉은색은 체온이 높은 상태를 나타낸다. 기허이명 환자들은 손발의 혈액순환이 잘 되지 않

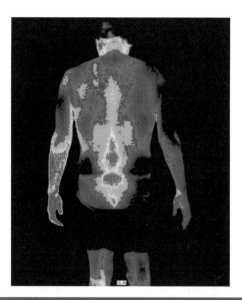

[그림 3-2] 기허이명 환자의 체열사진 예

아 사지 말단의 체온이 떨어져 있는 걸 볼 수 있다. 또 등과 허리 라인을 따라 체온이 내려가 있는 경우도 많다.

　신체의 특정 부위에 온도가 심하게 떨어지면 푸른색을 넘어 회색, 검정색까지 나타난다. 반대로 뜨거워지면 빨강, 주홍색이 나타난다. 이명 환자의 체열진단은 사실 에너지를 보기 위한 것이다. 에너지가 다운되면 온도가 점점 떨어지고, 흥분되거나 긴장되면 온도가 올라간다. [그림 3-2]에서처럼 오른쪽 손끝의 온도가 떨어져 있는 사람은 오른쪽에 이명이 나타난다. 이런 분이 치료가 되면 파랗거나 까만색이 점점 사라진다.

기운을 올리는 침과 한약으로 치료한다

기허이명에 대한 치료에는 유모세포와 청각뇌를 힘들게 하는 원인인 기허증에 대한 치료가 함께 이뤄져야 한다. 한약으로는 인삼, 황기, 백출 등의 보기약을 주 약재로 사용하는 보중익기탕을 처방하는 등의 방법이 있다. 환자의 상태에 따라 조금씩 처방은 다를 수 있으며, 딱 정해진 한 가지 방법만 있는 것은 아니라는 것이 한의학적 치료의 특징이라고 할 수 있다.

한약과 함께 침 치료 또한 병행한다. 환자의 상태에 따라 기운이 떨어진 환자에게는 기운을 끌어올리는 '보기침'을 쓰기도 하고, 이명 소리로 인해 잠을 못 잘 때 마음이 안정되고 수면을 돕는 이명 완화침을 놓기도 한다. 침에 붙는 이름은 치료의 목적에 맞게 이해를 돕기 위해 붙이는 것이라고 생각하면 된다.

침은 그저 근육에 바늘을 꽂는 것으로 이해하면 설명할 수 없다. 치료 목적을 가지고 혈자리에 외부 자극을 줌으로써 혈류를 바꾸고 기혈을 조절하는 것이다. 그중에 약침은 침을 통해 한약을 혈자리에 집어넣는 원리로 놓는 침이다. 이명 환자 중에는 마음이 불안하고 안절부절인 상태라는 사람이 많은데, 그럴 때 진정 효과가 있는 약침을 맞으면 효과를 볼 수 있다.

체력 저하, 우울한 감정, 뇌의 과부하, 뇌 피로도 증가, 수면 부족, 부정적이고 배타적인 감정, 짜증과 분노의 심리 상태 등은 이명을 악화시키는 요인들이다. 여기에 해당한다면 환자도 적극적으로 자신의 질병에 대한 원인을 자각하려는 노력을 해야 한다. 의사는 맥진과 체열 검사를 통해 환자의 상태를 정확히 분석하면서 세심한 상담을 이어가야 할 것이다.

2장에서 살펴본 바와 같이 미세청력검사와 소리재활훈련은 이명 치료에 기본적으로 뒤따라야 한다. 20Hz에서 20,000Hz까지의 주파수를 감지하는 각각의 유모세포 중 어느 부분이 손상을 받았는지 알아야 한다. 만약 고주파를 담당하는 유모세포가 손상을 입었다면 환자는 고주파의 이명을 들을 것이고, 저주파를 담당하는 유모세포가 손상을 입었다면 환자는 저주파의 이명을 들을 것이다. 미세청력검사로 이명을 발생시키는 유모세포 구간을 찾고 나면 어느 정도로 이명이 크게 들리는지 그 정도(dB)를 확인하는 검사를 하고 소리재활훈련에 들어간다. 더불어 이명의 형태에 맞게 심신의 안정과 불균형을 조정하는 치료를 병행한다.

심화이명, 슬픔이나 근심 걱정으로 속을 썩다

"스트레스를 안 받는 사람은 죽은 사람이다"라는 말이 있을 정도로 누구나 스트레스를 받는다. 그러나 자기 힘으로 감당이 안 되는 스트레스를 받았을 때 병이 되기도 한다. 마음이 심약해서 작은 일에도 애를 먹는 사람, 격무나 스트레스에 유달리 통제 능력이 없는 사람, 감정 컨트롤이 안 되고 어려움을 헤쳐나가는 용기가 적은 사람 등은 이명이 생길 확률이 높다. 심화이명은 스트레스, 화병, 노심초사, 근심 걱정에 의해 유발되는 이명이다.

이명 환자의 맥진 검사를 하면 혈(血)과 관련된 장부인 심장, 소장, 간장, 신장, 담낭, 방광 등 6개 장기와 기(氣)와 관련된 장부인 폐, 대장, 비장, 위장, 심포, 삼초 등 6개 장기의 상태를 알 수 있

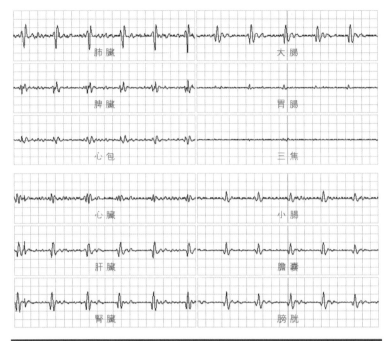

[그림 3-3] 심화이명 환자의 맥파 예

다. 만약 환자가 심화이명에 해당한다면 심장, 소장, 간장의 맥파에서 특이한 양상이 나타날 것이다. 심장의 맥파가 작고 찌그러져 있거나, 큰 못이 박힌 것처럼 밑으로 툭 떨어져 있는 침맥 등이 나타난다.

예를 들어 [그림 3-3]의 환자는 위장과 자궁(삼초)의 맥이 유난히 싸늘하고, 심장에는 오래된 화병이 가득하다. 심화, 위허, 혈허가 동시에 나타난 경우인데, 환자는 오래된 만성 신경성 소화불량을 가지고 있었으며 생리도 불규칙한 상태였다.

　보통 이명 환자들은 외향적인 사람보다 내성적인 사람이 많다. 스트레스 상황에서 마음속으로 꾹꾹 참다가 이명으로 나타나는 경우가 많다. 맥진을 하면 오래된 속앓이를 한 사람에게 보이는 삽맥(澁脈), 활맥(滑脈)이 많으며, 심장의 화를 터트리는 부맥(浮脈), 긴맥(緊脈)도 있다. 또 작성한 문진표를 보면 오랫동안 스트레스를 받았다고 체크하는 경우가 많다. 그동안 이내풍의 임상 통계를 봤을 때 두 번째로 많이 보였던 유형이 심화이명이다. 산 사람의 맥은 27개 종류가 있는데 때로는 맥이 겹쳐서 나오는 경우도 있다. 또 질병이 오래되면 다발로 나타나는 경우가 있는데, 맥의 형태가 부맥, 긴맥, 삽맥 등이 동시에 복합적으로 나오기도 한다.

심화이명은 심장에 울화가 가득찬 것

심화이명 환자의 체열사진을 찍어보면 심폐 주변과 흉격(심장과 비장 사이 가슴 부분) 쪽에 열이 가득찬 형태가 나타난다. 때로는 심장이 새까맣게 타 있는 것처럼 보이는 경우도 있다. 심화이명 환자들은 가슴이 답답하고 식욕 저하, 소화장애, 불면 등이 나타나는 경우가 많다. 흉통, 번열(가슴이 답답), 상열, 입마름, 불안증을 호소하거나 화가 치밀어오른다고 말하기도 한다.

심화증에 대한 한약으로는 향부자, 진피 등의 약재로 심장의 기울을 풀어주고, 맥문동, 천문동, 생지황 등의 약재로 심혈을 보(補)하는 방법을 주로 사용한다. 청심보혈탕 등의 처방이 있다.

49세 한 여성의 사례를 보면, 오른쪽에 이명이 발생하면서 탈모가 함께 동반되었다. 약 2개월 전에 남편과 부부싸움 끝에 생긴 증상인데, 이비인후과에서는 이상이 없다는 이야기를 들어서 집 주변에 있는 한의원에 내원했다고 한다. 당시에 한약을 복용한 후 소리가 나는 횟수가 줄어들긴 했는데, 생활 속에서 외부 소음에 노출될 때면 어김없이 이명이 크게 들린다고 한다. 이내풍에 내원했을 때는 일주일 중에 이명이 안 들리는 날도 있지만 작게 이명이 들리는 날도 있어서 완전하게 고치고 싶어했다.

심화이명 환자의 맥진을 보면 정상 크기의 맥에 비해 유난히 크기가 작거나 모양이 일그러지거나 빨리 뛰거나 지저분해지는 경우가 많은데, 사례의 환자는 맥의 크기가 유난히 작고 방향이 내려가 있었다. 27맥 중 약맥(弱脈)에 해당하며 질병의 깊이가 깊었다. 심화이명에 잘 나타나는 맥파는 허맥, 약맥, 세맥(細脈), 삽맥, 결맥(結脈), 삭맥(數脈), 활맥 등이 있다.

이명의 근본적인 원인으로 꼽고 있는 난청은 내이의 유모세포 손상, 청각뇌의 감수성 문제, 중이의 소리 전달 문제라는 실질적인 원인이 있다. 난청이 생기는 유발인자로 가장 큰 것은 소음, 스트레스와 긴장, 분노와 충격, 과로, 노화, 약물 부작용, 감기, 과음, 폭

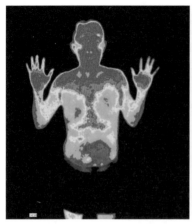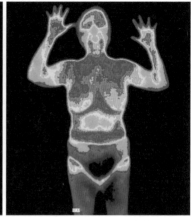

[그림 3-4] 심화이명 환자의 체열사진 예

음, 수술 후유증, 중이 질환 등이다.

환자가 부부싸움 끝에 이명이 발생되었다면 스트레스나 분노로 인해 손상된 내이의 유모세포가 살려 달라고 아우성을 치고 있는 상황인 것이다. 가장 먼저 할 일은 환자의 유모세포가 손상된 영역(헤르츠)을 찾고 어느 정도 손상을 받았는지(데시벨) 세밀한 검사를 통해 확인해서 그 상처를 달래주는 소리재활훈련을 하는 것이다. 상처받은 유모세포가 힘을 받고 회복할 용기를 줘야 한다. 이어서 침, 한약 등을 통해 분노를 진정시킬 수 있는 신체 조건으로 만들어주면 회복할 수 있다.

소리재활훈련에 뇌파훈련을 더하면

60대 후반의 또 다른 여성은 20년째 식당을 운영하는 자영업자였다. 오랫동안 과로에 시달렸던 데다가 코로나 팬데믹 시기에 폐업 직전의 상태까지 가자 이명은 더욱 악화되었다. 오래 전부터 왼쪽 귀에서 다양한 풀벌레 소리, 악기 소리 등이 들렸는데, 경영 악화로 몇 명 안 되는 직원들을 내보내고 매장을 가족들과 함께 운영하다가 그마저도 여의치 않게 되면서 스트레스와 함께 이명 소리가 더욱 커졌다. 그 소리 때문에 잠을 잘 수 없을 정도였다.

이분은 오랜 기간 가벼운 난청이 있었는데 그 상태에서 매일매일 일하면서 오는 피로, 손님들 틈에서 받는 스트레스 등이 누적되다가 이명까지 심해졌다. 일상화된 패턴 속에서 가벼운 증상을 그럭저럭 견뎌보다가 더 이상 버틸 수 없게 심해진 것이다.

미세청력검사를 했을 때 이 환자는 가벼운 경도 난청을 보였고, 고음역대인 8,000~10,000Hz 사이에서 이명이 나타났다. 맥진 검사를 해봤을 때 전체적으로 육체적인 피로와 우울증이 이명을 악화시킨 요인으로 보였다. 따라서 심신의 균형을 조절해주는 한약과 약침을 처방했고, 최소 3개월 소리재활훈련을 하기로 했다.

임상에서 이명의 강도와 난청에 대한 수치는 정비례하지는 않는다. 난청과 이명이 동시에 나타나더라도 어떤 환자는 이명을 더 고통스러워하고 어떤 환자는 난청을 더 힘들어한다. 치료를 할 때도

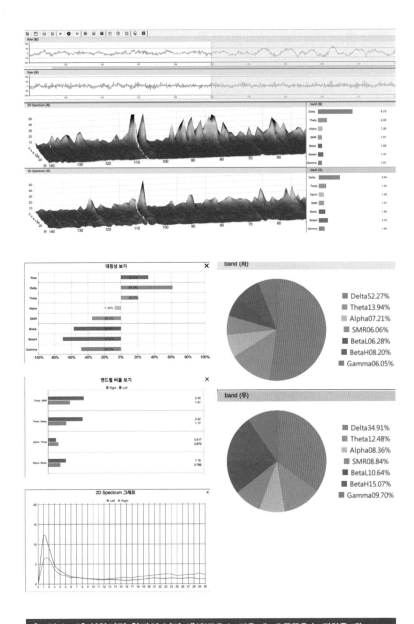

[그림 3-5] 심화이명 환자의 뇌파 예(왼쪽은 눈 떴을 때, 오른쪽은 눈 감았을 때)

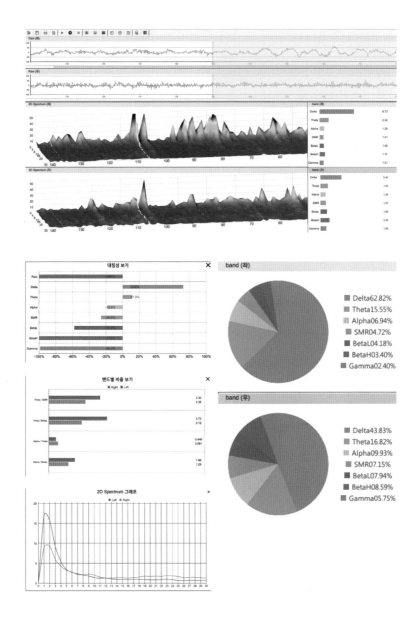

이명과 난청은 접근법이 다르며 치료하는 주파수(Hz) 선택도 다르다. 소리재활훈련은 이명이 발생하는 주파수를 미세청력검사로 찾아서 그 주파수에 해당하는 소리를 들려주는 것이다. 소리 강도를 낮춘 것이라서 헤드폰을 낀 상태에서 환자는 소리를 못 느끼지만 TV의 지지직 하는 잡음 같은 것이 귀에 노출된다. 경중(輕重)과 이상이 있는 주파수에 따라서 소리는 선별되고, 치료 기간은 청력 손상이 어느 정도인지에 따라 달라진다.

최근에는 소리재활훈련과 더불어 뇌파를 편안하게 하는 프로그램이 개발되었다. 이명 환자 중에는 우울증, 공황장애, 불안증 등을 동반하는 사람이 많은데, 유모세포 손상과 청각뇌의 문제가 직접적인 원인이라는 걸 생각해보면 관련 증상을 이해할 수 있다. 그럴 때는 미세청력검사와 뇌파 검사를 병행하는 것이 좋다.

자폐증, 치매, 우울증, 공황장애 등이 뇌파 상태를 보고 진단할 수 있는 질병들이다. 뇌파는 뇌신경 사이에 신호 전달이 있을 때 발생하는 전기 흐름을 가시적으로 나타낸 것이다. 뇌파훈련은 뇌파를 편안하게 하는 것이 목적이며, 뇌파 소리는 귀에 들리지 않고 파형만 들어가서 자극을 준다.

위허이명,
소화기가 약한 상태다

위허이명은 음식 섭취의 문제, 소화기 기능의 문제, 잘못된 식생활 습관 문제, 다이어트 부작용 등에 의해 유발되는 이명이다. 요즘 한의원에 내원하는 환자 중 위장이 좋은 환자가 드물다. 배달 시스템의 발달로 야식을 먹는 습관이 많고, 잦은 음주, 폭식하는 습관, 다이어트의 부작용 등이 몸을 가만히 내버려두지 않는다. 식사를 한 후에는 다음 식사까지 간격이 있어야 위장도 휴식을 취할 수가 있는데, 군것질을 끊임없이 하니까 위장이 쉴 틈이 없다. 게다가 밀가루, 우유 같은 음식의 섭취가 늘어 비위의 기능을 떨어뜨린다. 고열량 음식은 많이 섭취하는 데 비해, 정작 몸에 꼭 필요한 영양소 섭취는 충분하지 못한 것도 문제다.

"비위가 좋다", "비위가 약하다" 같은 말이 있다. 음식물을 삼켜서 소화시키는 능력을 '비위'라고 표현한 것인데, 한의학적 관점에서 비장과 위장을 함께 살펴보는 것은 도움이 된다. 비장, 위장은 조습(燥濕)을 조절하는 역할을 한다. 폐, 신장과 더불어 수분 대사를 조절하는 기능을 한다. 비주사말(脾主四末)이라고 해서 비위의 기능이 떨어지면 말초 순환이 저해된다고 본다. 비위의 기능이 떨어지면 귀 주변의 림프액 상태에도 영향을 주어 먹먹함, 어지러움 등의 증상을 동반한 이명이 나타나는 경우가 많다.

위허이명에 대한 한약은 비장을 건강하게 하고 위장을 보하는 목적으로 백출, 건강(말린 생강), 창출 등의 약재를 써서 평위산(平胃散), 이중탕(理中湯) 등의 처방을 한다. 위허가 나타난 경우에는 자궁의 기능도 저하된 경우가 많다. 자궁은 단순히 호르몬 분비에만 관련된 것이 아니라 여성의 위장을 따뜻하게 데워주는 아궁이 역할을 한다. 이럴 때 체열사진을 찍어보면 위장에서 아랫배까지 차갑게 찍히는 경우가 많다.

위허이명 환자에게 많이 나타나는 질환 중에 이관개방증이 있다. 코와 귀를 연결하는 이관이 제대로 닫히지 않아서 나타나는 것인데, 이관개방증이 있으면 먹먹하거나 자신의 말소리가 크게 들리는 자성강청(autophony)이 주 증상으로 나타난다. 여성들이 무작정 굶는 다이어트를 하다가 급격한 체중 감소 후에 이관개방증이 나타나는 경우가 많다. 이런 경우에 살이 다시 찐다고 해서 이

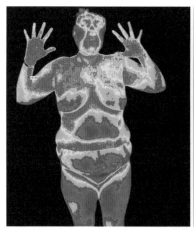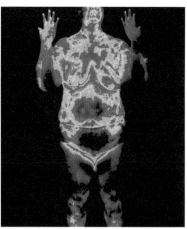

[그림 3-6] 위허이명 환자의 체열사진 예

관개방증이 좋아지지는 않는다. 위장의 기능이 떨어진 것이 원인이기 때문이다.

이관개방증과 이명 증상을 모두 가지고 내원하는 환자들은 "귀가 먹먹하고 소리가 난다", "한쪽 귀는 먹먹하고, 한쪽 귀에선 소리가 난다" 등의 이야기를 한다. 대체로 마르고 창백한 여성에게서 나타나며, 기허증을 동반해서 나타나는 경우가 많다. 학원 강사, 미용실에 근무하는 미용사 등 식습관이 불규칙하기 쉬운 직업군이 많다.

위허이명은 맥진과 체열로 바로 보인다

위허이명이 있는 여성 중에는 체질적으로 어릴 때부터 약한 위장으로 고생했다는 사람이 많다. 위가 약하다면 나이가 들수록 따뜻한 걸 많이 먹어야 한다. 위허로 인한 이명이 생겼다면 위장의 온도가 많이 떨어져 있을 것이고, 맥진과 체열 검사를 해보면 금방알 수 있다. 유전적 요인도 있기 때문에 만약 부모님이 보호자로따라왔다면 같이 검사를 해보면 확실히 알 수 있다.

[그림 3-7]에서 환자의 삼초(三焦) 맥은 맥파의 진동이 거의 없는 상태, 즉 유맥(濡脈)에 가깝다. 아궁이에 불이 꺼진 상태라고 할수 있는데 이 때문에 밥솥에 밥이 익지 못하는 위허 상태를 유발한것이다. 실제로 환자는 하복부가 얼음장같이 차고 생리통, 불감증,난임 등의 증상을 보였다.

체열사진에서 위장 부위가 파랗거나 까맣다면 온도가 많이 떨어져 있다는 뜻이다. 체열진단을 하면 온도와 범위를 보고 병증의 깊이와 범위를 알 수 있다. 위허가 있다면 배꼽 주변에 바가지 모양의 까만색이 나오기도 한다. 심하면 배 전체가 까만 사람도 있는데, 그런 경우 배를 만져보면 얼음장같이 차다. 그 정도라면 스트레스가 심하고 체력도 떨어지고 풍열이나 담화도 있는 복합적인상태일 가능성이 높다. 만약에 심화도 위허도 있고 서너개 요인이겹친 사람이라면 심장도 까맣고 폐도 까맣고 위장도 까맣고 목에

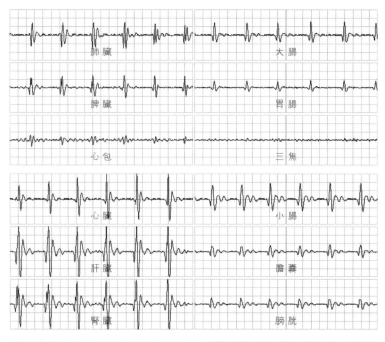

는 열이 확 날 수도 있다.

이명이 치료되면 뇌파도 안정된다

이명 환자 중에는 우울증, 공황장애 등을 동반하는 경우가 상당히 많다. 그렇다면 유모세포의 손상뿐 아니라 대뇌에서 신호 전달이

[표 3-1] 뇌파의 종류와 특성

뇌파 종류	파장대(Hz)	의식 상태
델타(δ)파	0.1~3.99	깊은 수면 상태나 뇌 이상 상태
세타(θ)파	4~7.99	졸림과 깨어 있음의 중간 상태
알파(α)파	8~12.99	이완, 휴식, 안정 상태
SMR	12~15	주의, 각성 상태
낮은 베타(β)파	16~20.99	집중, 활동 상태
높은 베타(β)파	21~30.99	긴장, 흥분, 스트레스 상태

출처: 한국정신과학연구소(과학기술정보통신부 소관 재단법인)

잘 이루어지지 않고 있다고 봐도 무방할 것이다. 이럴 때는 뇌파 검사로 상태를 진단하고 뇌파훈련을 병행하면 효과가 좋다.

뇌파 검사는 6가지 파형을 보는데 Hz(헤르츠)라는 진동수를 단위로 한다. 뇌 활동 상태에 따라 0~4Hz 사이의 델타(Delta)파, 4~8Hz 사이의 세타(Theta)파, 8~13Hz 사이의 알파(Alpha)파, 12~15Hz의 SMR(감각운동파, 낮은 베타파의 일종), 13~30Hz의 베타파(낮은 베타파와 높은 베파타가 있다) 등으로 나눈다. 뇌파가 가장 안정된 상태는 보통 명상을 하는 상태와 같다고 이야기한다. 이때는 알파파가 나오는데 편안한 상태에서 안팎에서 자극이 있어도 동요 없이 안정된 상태다.

눈을 뜨고 의식하는 세계에서는 온갖 정보가 들어온다. 귀로도 눈으로도 자극이 들어오니까 뇌파가 요동을 친다. 뇌파 검사를 할 때는 1~60초까지 눈을 뜨고 뇌파를 찍고 61~120초까지 눈을 감고 뇌파를 찍는다. 전자는 의식하고 있는 상태니까 뇌파가 요동치는 것이 정상이고 후자는 뇌파가 편안해야 정상이다. 그런데 이명이 있는 경우에는 두 가지 모두 뇌파가 요동친다. 치료가 끝나고 뇌파를 찍었을 때 눈을 감은 상태에서 찍은 뇌파가 진정되었다면 결과가 좋아진 것이다.

뇌파를 볼 때는 원시(raw) 뇌파와 좌뇌·우뇌 균형이 중요하다. 특히 알파파가 균형인 것이 중요하다. 알파파가 좌우 불균형 상태라면 그만큼 뇌가 불안정하다는 뜻이다. 뇌파 검사에서 나온 파이 그래프는 각 뇌파별로 나오는 에너지 배분율이다([그림 3-5] 참조).

기저질환이 있으면 치료가 어렵다

이명의 발병인자는 스트레스, 긴장, 분노, 충격, 과로, 소음, 과음, 교통사고, 약물 부작용 등으로 누구나 일상생활에서 접할 수 있는 것들이다. 따라서 환자 스스로 확실히 인지하고 잘 대처해나가야 질병을 근본적으로 관리할 수 있다. 마음을 돌보고 체력관리를 하고 생활 환경을 개선하는 노력이 따라주지 않는 한 이명, 난청의 완전정복은 없다.

50대 이후에도 급격한 다이어트나 무리한 운동을 하는 분들이 꽤 있다. 이때 고혈압 같은 기저질환이 있다면 이명, 난청은 치료에 애를 먹는다. 고혈압 약, 감기 약 등이 이명의 악화 요인이 되는 경우가 많은데, 이명은 여러 가지 질병을 동반하는 전신 질환이라서 단번에 해결하는 처방은 없다. 회복이 됐더라도 갑자기 크게 나아지지 않는 이유도 이명이 전신 질환이기 때문이다.

위허이명인 경우에 다이어트를 했다는 사람을 많이 볼 수 있었는데, 이때 다이어트가 직접적인 원인이 됐다기보다 발병에 스위치 역할을 한 것이라고 봐야 할 것이다. 발병인자는 다양하게 있지만 한꺼번에 드러나는 사람이 있는가 하면, 한 가지만 두드러지는 사람도 있다. 만약 다이어트를 굶어가면서 했거나 방법적으로 문제가 있었다면 에너지가 갑자기 떨어졌을 가능성이 있다. 위허이명 환자 중에 다이어트가 원인으로 의심되는 사람이 있다면 다이어트 방법을 바꿔야 한다. 쫄쫄 굶는 것도 잔뜩 먹는 것처럼 위를 혹사시키는 일임에는 틀림없다.

담화이명,
자율신경 기능 이상이 있다

정신적인 피로, 끊임없는 긴장, 수면 부족과 불면증, 수면리듬 장애 등으로 인해 인체의 전반적인 신진대사 장애가 있을 때 나타나는 이명 또는 자율신경 장애를 동반한 이명은 '담화이명'으로 분류한다. 자율신경 검사를 했을 때 교감신경과 부교감신경이 불균형을 이루고 있으며, 급성 스트레스보다는 오래된 만성 스트레스를 가진 경우가 많다. 수면 불량으로 수면제를 복용하고 있는 경우도 많았으며, 자율신경계 문제로 심장의 두근거림, 긴장할 때 구역감 같은 증상이 나타나는 경우도 있다.

『동의보감』에서 이명의 가장 큰 원인 두 가지로 꼽은 것이 신허와 담화이다. 담화(痰火)란 담음에서 시작되는 것으로 신진대사가

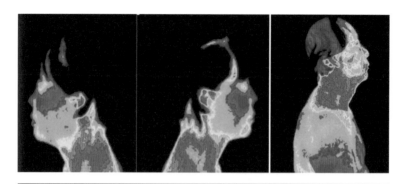

[그림 3-8] 담화이명 환자의 체열사진 예

안 되고 체액의 흐름이 원활하지 않아 노폐물이 쌓이는 것이다. 이런 노폐물이 오래 쌓이면 열이 생기면서 여러 증상들이 나타나는데, 이것을 담화라고 한다. 열(火)은 치솟는 성질이 있으므로, 담화가 생기면 몸의 상부, 얼굴 쪽으로 증상이 나타난다. 체열 검사를 하면 심화이명 환자와 마찬가지로 상체부에 열이 많이 오르는 경향이 있는데, 특히 측면부에 열이 많이 나타나는 것이 특징이다.

만약 집안의 환기가 제대로 되지 않고 청소를 제때 해주지 않아서 쓰레기가 여기저기 쌓인다면, 냄새가 나고 벌레가 꼬일 것이다. 마찬가지로 몸 안에 노폐물이 많아지면 피부 알레르기, 이명, 울렁거림, 어지럼증 등의 다양한 증상이 나타난다. 노폐물이 쌓이는 것은 무절제한 식습관, 운동 부족, 자율신경계 불균형으로 인한 혈액순환 저하 등이 원인일 수 있다. 담화이명 환자들은 자율신경계 검사와 뇌파 검사에서도 이상신호가 감지된다.

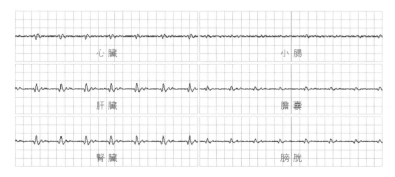

맥진 검사에서는 빠르게 뛰는 삭맥(數脈)을 많이 볼 수 있는데, 열로 인한 병으로 수분이 부족하거나 염증이 발생한 경우도 있다. 힘없고 속이 빈 것 같은 느낌의 허맥(虛脈)과 혈류가 원활하지 못한 삽맥(澁脈)이 나타나는 경우도 많다. 담화증에 대한 한약 치료는 반하, 진피, 복령 등의 거담 약을 주 약재로 사용하며 이진탕 등의 처방이 있다.

간혹 갱년기 여성 중에 담화이명이 있는 경우가 있는데, 갱년기 즈음에 담화를 일으키는 여건이 겹쳐 있다 보니까 이명 증상이 나타난 것이라고 보면 된다. 담화, 담음이 있을 때는 이걸 풀어주는 것이 첫 번째 치료여야 한다. 이명이든 오십견이든 어지럼증이든 여기저기 아파서 온 사람이든 담화, 담음에 해당하면 그것을 없애는 처방을 우선적으로 한다.

어지럼증, 불면증이 동반되는 담화이명

식품회사에 근무하는 50대 초반의 한 여성이 어지럼증과 함께 이명을 호소했다. 어지럼증은 최근에 발생했지만 이명은 수년째 계속되고 있으며, 대학병원에서 치료를 받았으나 회복이 안 되고 있었다. 새벽에 일어나서 화장실을 가다가 어지럼증이 발생할 때가 많은데 이명보다 어지럼증이 더 고통스럽다고 했다.

임상에서 이명, 난청 환자가 어지럼증을 동반할 때는 반드시 어지럼증부터 먼저 치료한다. 어지럼증은 상대적으로 고치기가 수월하며, 치료 기간도 이명이나 난청에 비해 훨씬 짧은 편이다. 이 환자의 경우에 67밴드 미세청력검사에서 정상이 나왔는데 134밴드 검사를 다시 하면 난청 구간이 나타날 수도 있지만, 그보다는 어지럼증이라는 악화 요소 제거에 집중하는 것이 더 효율적인 상황이었다. 이명의 원인은 맥진과 체열진단에서 찾았고 어지럼증의 원인을 분석해 한약 처방을 구성했다. 이명과 어지럼증을 동시에 치료함으로써 만족스러운 결과를 얻을 수 있었다.

담화이명 환자 중에도 이명의 발병 원인이 겹쳐서 오는 사람들이 있다. 30대 초반의 한 여성은 수년째 불면증으로 고생해 오다가 5개월 전부터 왼쪽 귀에서 이명이 들려 고생 중이라고 했다. 이 환자는 직장에서 근무하다 얼마 전 출산한 후 집에서 쉬고 있는 여성이었다. 수년간 지속된 불면증 때문에 심할 때마다 신경안정제를 복용한다고 했다. 잠을 제대로 못 자기 때문에 이명이 더 심해진 것 같고 집에서 쉬는데도 불구하고 늘 피로한 상태였다. 이 환자의 경우 혈허이명이면서 담화이명이기도 했다.

이명의 발생은 난청이 그 시작점인 경우가 대부분이다. 미세청력검사를 통해 왼쪽 귀의 어느 주파수(Hz)에서 난청이 발생하는지 찾아내고, 이명이 발생한 구역에 해당하는 음원을 하루 30분씩 이어폰으로 들음으로써 청력을 개선하는 소리재활훈련을 실시했다. 그와 동시에 입체적인 치료가 충분히 돼야 했다. 맥진과 체열 검사를 통해 진단한 12장부의 상태와 심리적 상태에 맞게 최소 3~6개월간 한약 처방을 하기로 했다.

외상, 수면제 복용이 이명으로 이어진다

대부분의 이명 환자는 난청을 동반하지만 난청이 없는 이명 환자도 간혹 있다. 30대의 한 여성이 초등학생 아들의 사고로 인해 신경을 바짝 쓰고 난 뒤부터 오른쪽 귀에서 소리가 들렸다. 아들은 자전거를 타고 가다가 자동차에 부딪혀 넘어지면서 왼쪽 손목이 부러졌는데, 치료를 위해 병원을 데리고 다니면서 며칠 동안 긴장 상태에서 신경을 써서인지 심장 소리와 똑같은 박자로 귀 옆의 혈관이 뛰는 소리가 났다. 환자는 밤에도 소리에 신경이 쓰여서 잠을 못 이루고 있었다.

이것은 혈관박동성 이명이라고 하는데, 엄밀한 의미에서는 이명이라고 할 수 없다. 맥진 검사와 체열진단을 했을 때 놀람, 낙심, 노심초사 등으로 인한 심적 손상이 보였지만 일시적 혈액순환장애로 판단되었다. 처방은 심신의 안정을 도와주는 한약과 혈액순환을 도와주는 침이었는데, 치료 결과는 좋았다. 난청과는 관련이 없는 이명이라 청력도 정상이어서 소리재활훈련은 적용하지 않았다.

양약 중에는 부작용으로 이명을 유발하는 것들이 존재한다. 이명 환자들이 불면증이 있는 경우가 많아서 수면제를 처방받아서 먹는 경우가 상당히 많은데, 이것이 오히려 이명을 악화시키는 원인이 되기도 한다. 65세의 한 여성은 불면증으로 1년 이상 수면제를 복용 중이었다. 그러다가 10여 일 전에 왼쪽 귀에 이명이 생겨서 이비인후과에 다녀왔으나 특별한 소견이 없었다고 한다.

청각뇌와 내이의 유모세포를 힘들게 하는 인자들이 많을수록 이명의 치료율은 떨어진다. 가장 나쁜 원인으로는 극심한 충격, 좌절, 절망, 피할 수 없는 스트레스에 지속적으로 노출되는 것, 장기간의 불면증으로 뇌의 피로도 축적, 부정적 사고, 배타적 성격, 용서의 마음이 없는 상태, 뇌의 손상 등이다. 인간의 질병은 외과적 도움을 통해 거의 해결되어 가는 것처럼 보이지만, 정신적 문제, 기능적 질병, 바이러스 질환, 환경병 등 보이지 않는 질병들에 대해 아직도 많은 연구가 필요하다.

이 환자는 청력검사에서 정상 소견이었지만 뇌파 검사를 해봤더니 뇌의 피로도가 심했고, 맥진 검사에서는 간장의 맥파에서 긴장, 놀람, 쪼그라듦, 우울 등이 보였다. 정신적인 원인에서 오는 불면증이 원인인 것으로 보였다. 이 두 가지를 해결하는 것이 우선적이었으며, 소리재활훈련도 함께해서 충분히 이명을 극복할 수 있었다.

신허이명,
신장 기능이 허약하다

40대 초반의 한 남성이 서울 이태원에 있는 클럽에 다녀온 후 이명이 들리기 시작했다. 약 1년 이상 이명으로 고통받고 있는데 그동안 십여 군데의 의료기관을 찾아다니며 치료받았으나 호전이 안됐다. 이 환자는 전형적인 소음성 난청이라 할 수 있다. 소음에 노출된 모든 사람이 이명에 걸리는 건 아니지만, 이명의 원인 중 상당 부분은 소음이 차지한다. 건강한 사람은 소음에 노출돼도 이명이 나타나지 않는다. 이 환자가 갔던 클럽에 놀러온 모든 사람이 이명이 생긴 것은 아닐 것이다. 그러나 과음, 과로 속에 놓여 있던 사람이 소음에 노출되면 이야기가 달라진다.

소음성 이명이 생겼다면 그 환자만의 신체적 상태를 우선 정확히 분석하는 것이 무엇보다 중요하다. 더불어 손상된 유모세포의 주파수 발생 지점을 찾아내서 소리재활훈련을 준비하고, 환자의 이명에 악화 요인이 될 만한 생활방식, 습관, 환경 등을 바꾸면 치료는 좋은 효과를 낼 수 있다.

이처럼 소음이 원인이 되어 중이나 내이에 문제가 생긴 경우 신허인 사람이 많다. 신허이명은 내분비 장애, 전립선 문제, 혈압조절 기능, 대소변불리(잘 나오지 않음), 성기능 장애 등이 원인이 되어 나타나는 이명이다. 한의학에서 신장은 단순히 비뇨기관에만 관련된 것이 아니다. 신장에 관한 한의학 고서들의 설명을 보면 콩팥(kidney)의 역할, 생식기 기능의 역할, 호르몬 분비 기관인 부신(副腎)으로서의 역할까지 포함해서 이야기한다. 그만큼 신허 환자들은 다양한 증상을 호소하면서 내원하는 경우가 대부분이다.

예를 들어 A환자는 평소 소변을 매우 자주 보며, 입이 마른데 물은 당기지 않고, 자신의 말소리가 울린다. 소변에는 힘이 없고 정력이 약하며 피부 알레르기가 있다.

B환자는 평소 성격이 차분하고, 내성적이고 소극적이다. 설사가 잦은 편이고 스트레스를 받으면 먹는 것으로 푼다. 얼굴에 마른버짐과 여드름이 많은 편이고, 최근에 신경을 써서 그런지 정수리 부위에 탈모증이 생겼다.

C환자는 콜센터 직원인데, 늘 헤드폰을 끼고 일한다. 이명으로 라디오 소리, TV 잡음소리가 심하게 들리며, 아침에 일어났을 때

와 밤에 잠들기 전에 가장 심하다. 추위를 많이 타고 손발이 냉하며, 몸이 무겁고, 자주 쓰러질 것처럼 어지럽다. 소변이 매우 잦고 대변도 항상 가늘고 힘이 없다. 자주 놀라며, 몸이 전체적으로 잘 붓고 무겁다. 잠잘 때 입을 벌리고 자고, 악몽을 자주 꾼다.

스트레스와 소음이 신허이명을 일으킨다

한의학에서 신장은 인체의 정(精)을 보관하여 생장, 발육, 생식을 주관한다. 기(氣)의 근본이 되고 진액의 근본을 이루는 곳이며, 인체의 수액대사를 담당하여 배변, 소변을 조절한다. 서양의학에서 말하는 부신의 기능(내분비)까지 포함하는 것이 한의학에서 말하는 신장의 역할로, 포괄적인 개념이다.

부신은 스트레스, 혈압, 혈당, 에너지 대사, 성호르몬 등 인체의 대사 전반에 관여한다. 부신수질은 부신의 안쪽을 말하는데 교감신경의 지배하에 아드레날린(에피네프린)과 노르아드레날린(노르에피네프린)을 분비한다. 부신의 겉부분인 부신피질은 스트레스 반응을 조절한다. 부신피질에서 나오는 코르티솔은 항염증 작용을 하며, 면역에 관여하고, 혈당을 상승시키는 호르몬이다.

스트레스를 받았을 때 코르티솔이 분비되는 것은 뇌의 시상하부, 뇌하수체(골밑샘)와 연관이 있다. 스트레스가 교감신경

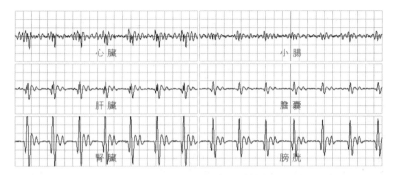

[그림 3-10] 신허이명 환자의 맥진 예

을 자극하거나 시상하부, 뇌하수체, 부신으로 이어지는 HPA축 (Hypothalamic-Pituitary-Adrenal Axis)을 자극하면, 혈관 수축으로 이어지고 유모세포의 산소 결핍을 초래해 난청과 이명을 유발할 수 있다.

지속적인 스트레스로 부신피질기능저하증이 오면 오히려 코르티솔 분비는 적어지고 항염, 면역, 혈당 조절 기능이 떨어져, 몸에는 혈압조절 장애, 대사 저하의 문제가 생긴다. 몸의 항염증 기능이 떨어지면 체내 여러 조직에도 염증이 잘 생기고, 귀 주변 청신경에도 염증이 제어되지 않아 유모세포의 손상으로 이어져 난청과 이명을 일으킬 수 있다.

신허이명 환자의 맥진을 해보면 신장에 대맥(大脈), 침맥, 허맥 등이 나타난다. 맥관이 늘어나거나 맥이 잘 느껴지지 않거나 혈류

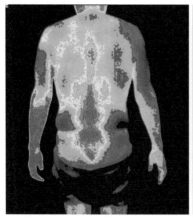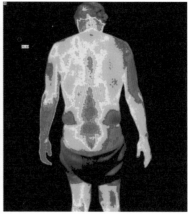

[그림 3-11] 신허이명 환자의 체열사진 예

가 힘이 없는 상태가 되는 것이다. 노화로 인해 신장이 약해진 경우가 아니라면, 오래된 스트레스를 받은 경우가 많고 심장, 간장, 담낭의 맥이 같이 좋지 않은 경우도 많다. 신허이명에 대한 한약은 숙지황, 지모, 황백 등의 약재를 쓸 수 있으며, 육미지황탕 등의 처방이 있다.

　신허이명이 있는 사람의 체열사진을 찍으면 허리 아래 신장(콩팥) 부분에 온도가 떨어져 파랗게 나온다. 보통 우측 신장이 좋지 않으면 우측 이명이 있고, 좌측 신장이 좋지 않으면 좌측 이명이 나타난다. 양쪽 귀에 모두 이명이 있으면 체열사진에서 양쪽 신장이 모두 까맣다. 체열사진에서 하반신이 까맣게 나오는 경우는 신허가 그만큼 심하기 때문이다. 이것으로 경중을 확인할 수 있다.

뒷모습이 가슴부터 엉덩이까지 까만 경우도 많은데, 등쪽 체열사진을 찍었을 때 신장은 허리가 잘록하게 들어가는 그 부위에 있다. 신허로 인해 몸에 에너지가 떨어지면 까만 부위가 어깨까지 올라오기도 한다(체열진단기 회사별로 온도 패턴의 차이가 있어서 까만색까지는 안 나오고 파란색만 나오는 경우도 있다).

신장은 귀를 관장한다

『동의보감』에서는 "외부 소리는 신장이 받아들인다", "신장은 귀를 관장하고 귀는 오음을 들을 수 있다" 같은 구절이 나온다. 이 때문에 이명을 모두 신장의 문제로 설명하려는 사람이 있는데, 한 가지만의 문제로 보기에는 무리가 있다고 생각한다. 신장의 문제로만 보고 치료를 하면 일부의 사람들만 효과를 보고 말 것이다. 물론 맥진상에서 신장 맥이 작고 쪼그라든 형태가 나왔다면 신허 이명으로 보는 것이 맞다. 그러나 신양허인지 신음허인지에 따라서 한약 처방도 달라진다. 손발이 차갑고 맥이 가라앉고 느린 신양허와 손발이 뜨겁고 맥이 가늘고 빠른 신음허는 같은 처방을 내릴 수 없다.

이명에 악영향을 주는 요인을 심한 것부터 나열해보면 스트레스, 소음, 과로, 약물, 기저질환 등이다. 비염, 코골이, 후비루(後鼻

淚), 수면무호흡증후군, 중이염 등 귀에 영향을 주는 다양한 질환들이 이명에 영향을 줄 수 있다.

신허이명 환자를 보면 직업적 특성상 소음과 관련돼 있는 경우가 많다. 이어폰, 건설 현장 소음, 스피커 소리 등 온갖 소리에 노출된 환경에서 일하다가 어느 날 귀에 이상이 생겨서 진단을 받고 신허이명을 판정받은 경우가 많다. 비행기 조종사, 헬리콥터 조종사, 열차 기관사 등도 있었는데, 가장 높은 빈도수로 군인이 많았다. 총소리에 노출돼 왔던 현역 군인, 교관, 경찰관 등이 있었고 때로는 예비군도 있었다.

젊어서 건설 현장에서 오랜 기간 소음에 노출되었던 적이 있다는 중년의 남성이 오른쪽 귀에 이명을 호소했다. 10년이 다 되어가는데 지금이라도 치료의 가능성이 있는지 절실하게 물었다. 건설 현장에서 나는 특정 주파수의 소리에 장기간 노출되어 그 주파수를 담당하는 유모세포가 지쳐 쓰러진 상태가 된 것으로, 이 환자는 전형적인 소음성 이명이었다. 세월이 흘러 체력이 떨어지고 신장이 약해지면서 소변의 힘도 약해질 무렵 손상된 유모세포가 더욱 힘들어져 살려 달라고 아우성을 지르는 것이 이명이다. 노출된 소음에 해당되는 주파수를 찾아내 소리재활훈련을 하고 약침 등을 동원하면 경중에 따라 치료 기간의 차이는 있지만 충분히 개선시킬 수 있다.

아파트 공사장에서 큰 크레인을 운전하는 사람, 포항제철소, 광양제철소에서 일하는 사람 등이 그동안 봐왔던 소음성 이명 환자들이다. 한의학적으로 보면 이 사람들은 모두 이명을 발병시키는 신체적 요인, 정서적 요인을 갖고 있는 사람들이었다. 귀 자체의 문제만 있는 경우는 많지 않기 때문에 보청기, 혈액순환제 정도로만 처방해서는 고칠 수 없었던 것이 당연하다.

60대 중반의 한 여성은 오른쪽에 이명이 발생한 지 1년이 지났다며 찾아왔다. 남편에게 콩팥을 한 개 이식해줘서 현재 콩팥이 하나뿐이고 수년 동안 오른쪽에 중이염을 앓아오다가 1년 전에 중이염 수술을 한 상태였다. 그후로 이명이 생겼고 지금까지 이비인후과 약을 1년가량 복용해왔으나 개선이 안 됐다고 한다.

이럴 때는 중이와 내이의 상태를 함께 정확히 분석할 필요가 있다. 이분은 검사 결과 고음에서만 오른쪽 귀가 경도난청으로 나타났으며, 이어서 고음에서 이명 타깃 지점을 찾아냈다. 이명을 완화시키기 위한 소리재활훈련, 맥진과 체열진단으로 분석한 침과 한약 치료로 6개월 동안 꾸준히 치료해 이명과 난청 모두 개선할 수 있었다.

풍열이명,
공포·두려움·분노·화가 있다

풍열이명은 분노, 질투, 수면장애, 공황장애, 중이염 등과 관련있으며 각종 중이 질환에서 비롯된 이명이다.

"천식으로 수년간 고생해 왔는데, 약 2년 전부터는 왼쪽 귀에 중이염으로 수차례 물을 빼러 다녔습니다. 그러던 어느 날 코를 심하게 풀고 난 뒤 이명이 발생했어요." 이렇게 이야기하는 풍열이명 환자가 있었다. 환자는 코를 풀다가 이명이 생겼다고 이야기하지만 사실 코를 푸는 행위는 촉발인자에 불과하다. 이 환자는 5년 전 갑상선암 수술, 고관절 수술을 한 적이 있고 좌우 고막이 모두 천공되었던 상태였다. 그 상태에서 코를 풀었던 것이다.

이비인후과 치료를 오래 다녔는데도 회복이 안 됐다면 상담을 통

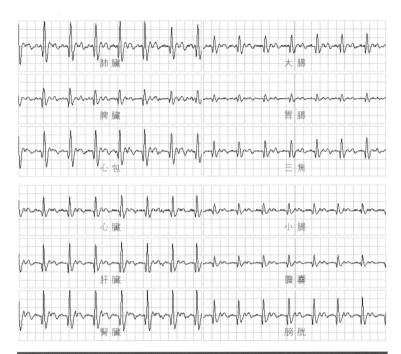

[그림 3-12] 풍열이명 환자의 맥진 예

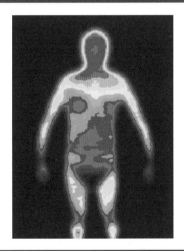

[그림 3-13] 풍열이명 환자의 체열사진 예

해 자세한 이야기를 풀어내 원인을 찾아가야 한다. 맥진을 통해 두 번에 걸친 수술이 전신에 어느 정도 영향을 끼쳤는지 살펴보았다.

풍열이명의 맥은 대부분 부맥을 나타낸다. 물에 떠 있는 나무를 누르는 것 같은 느낌의 맥이다. 맥박수도 빠른 삭맥인 경향이 있으며, 증상도 급하게 나타나는 경우가 많다. 체열진단을 해보면 주로 상부에 열이 몰려 있다. 환자의 성격은 급하고, 최근 스트레스 상황에 놓였던 경우가 많다. 환자 본인도 자꾸 얼굴로 열이 달아오른다고 표현하기도 한다.

얼굴에 열이 쏠리는 풍열이명 환자들

1년째 왼쪽 이명과 어지럼증이 나타나 고통을 겪고 있는 60대 후반의 여성 환자가 있었다. 7년 전에 뇌경색을 진단받고 약을 복용 중이었으며, 2년째 협심증으로 심장 약도 복용중이었다. 수년째 고혈압 약, 당뇨 약, 고지혈증 약도 먹고 있었다.

36세의 남성이 중이염 수술 후 폐색감과 이명이 발생했다. 수년째 왼쪽 귀의 중이염으로 고생하다가 수술했으며, 수술 이후에 귀가 꽉 막힌 듯한 느낌이 드는 폐색감과 이명 때문에 또 튜브를 박았다. 총 3번에 걸쳐 수술을 했는데 수술한 대학병원에서는 이관이 제 기능을 못해서 그런 것 같다고 경과를 지켜보자고 했다. 참고 기다리기가 어려워 한방 치료를 받고자 찾아왔다. 그는 식당에 가면 여러 사람의 말소리가 귀에 울려서 동행한 사람의 말을 전혀 알아들을 수가 없다고 했다.

이처럼 귀, 뇌 등 머리 쪽에 질환이 나타난 이명 환자들은 대체로 풍열이명으로 분류한다. 이분들은 평소에도 성격이 급하며, 음주도 잦고, 욱하는 성격이 있다고 스스로 설명한다. 혈액검사를 해보면 염증 수치(CPR)가 높은 경우도 많다.

이분들은 상체에 열감을 표현하는 경우가 많은데, 전립선암 수술 후 이명이 시작되었다는 환자가 있었다. 세 달 전 수술했을 당시 항생제 부작용으로 급격하게 얼굴과 상체에 피부 발진이 생겼다고 한다. 한의원에 내원했을 때는 흉부, 얼굴 위주의 열감과 가려움, 두피를 포함해 피부의 각질이 생겨난 상태에서 이명까지 나타난 상태였다. 체열사진을 찍어보니 얼굴의 열감만 아주 뚜렷했으며 맥진상으로도 부맥, 삭맥이 나타났다.

풍열을 내리는 약물로는 형개, 연교, 금은화 등의 약재가 있으며, 형개연교탕 등의 처방을 한다.

풍열은 뇌, 귀, 코 등에 질환이 있다

6년째 이명으로 고생하고 있는 60대 여성이 있었다. 귀에서 소리가 나는 건지 머리에서 소리가 나는 건지 구분이 안 되는데, 정확한 원인이 뭔지 궁금해했다. 그녀는 과거에 3년 정도 중이염을 가볍게 앓다가 약 2주간 양약을 복용했다고 한다. 이후에 중이염은 나았으나 이명이 갑자기 나타나서 그때부터 계속 고통을 받고 있다고 했다.

이명의 주 원인을 난청이라고 봤을 때 이 환자의 경우는 과거에 중이염을 앓았던 것을 의심해봐야 했다. 우선적으로 중이의 이소골이나 고막 손상 유무를 알아보고, 내이 유모세포 중에 난청을 일으키는 구간이 있는지 검사를 해야 했다. 주로 저음 영역의 손상이 많이 나타나는 중이 부위와 고음 영역의 손상이 많이 나타나는 내이 부분의 청력 상태를 분석한 후, 각각 난청과 이명의 타깃팅 지점을 찾는 것이다.

이명과 난청을 호소하는 환자들은 기저질환으로 매우 다양한 질병을 가지고 있는 경우가 많다. 그 모든 질병 하나하나가 이명, 난청에 어느 정도의 영향을 끼치는지 정확한 수치가 보고된 것은 없지만, 지금까지 이내풍에서 통계를 내본 데이터를 보면 기본적으로 질병들끼리는 상호 관련성이 많다. 이명과 난청에 영향을 주는 것은 코골이, 후비루, 비염, 뇌종양, 뇌경색, 두부타박상, 교통사고, 각종 암 치료, 협심증, 고혈압, 고지혈증, 동맥경화, 청신경종양, 장기 적출, 절제수술, 신경쇠약, 우울증, 강박증, 공황장애, 신부전증, 전립선 질환, 고혈압, 결핵, 갑상선 질환, 각종 수술 후유증 등으로 정리해볼 수 있다.

다행인 것은 각종 질병을 가지고 있다 하더라도 기본적으로는 환자의 미세청력검사(Hz)와 이명도 검사(dB)가 이명, 난청 치료에 가장 중요한 자료가 되고 있다는 것이다. 열거한 질병들은 이명에 영향을 줄 수는 있지만 절대적인 인자는 아닐 수 있다. 여기서 열거한 질병이 있는 사람이 모두 이명이 오는 것은 아니기 때문이다. 환자의 이명 소리와 같은 주파수 영역(Hz)과 강도(dB)를 찾은 다음 그것에 해당하는 음원을 이용해서 소리재활훈련을 하는 것이 치료의 기본이다. 거기에 더해 중이나 내이, 청신경을 피로하게 만드는 전신 질환적 악화 요소를 맥진이나 체열 검사로 찾아내 그에 맞는 한약이나 침 치료를 끈기 있게 병행하면 비로소 좋은 결과를 기대할 수 있다.

어혈이명,
교통사고 후에 나타날 수 있다

교통사고를 경험한 후에 이명이 생겼다는 환자들이 한의원에 내원하는 경우가 많다. "모 백화점 앞 사거리에서 우회전하다가 왼쪽에서 직진으로 달려온 차가 운전석을 박았어요. 그때 운전대와 정면 유리에 세게 부딪혔는데, 그후로 두통, 이명, 하지 저림이 나타났습니다." 진료를 하면서 이런 사례를 흔히 볼 수 있다. 이 환자는 병원에서 각종 검사를 했지만, 머리에도 이상 없고 청력도 정상이라고 판정받았다. 다친 허리와 골반에 대해서만 치료하고 퇴원했는데, 두통과 이명이 도무지 가라앉지 않아 괴로워하고 있었다.

　이내풍에서는 기본적으로 미세청력검사(67밴드 또는 134밴드), 이명도 검사(이명의 데시벨 측정), 차폐 검사(경도, 중도, 고도로 질병의 깊이를 구분), 중이검사 등을 통해 귀의 상태를 진단한다. 그리고 여기에 영향을 주는 전신 질환이 있는지 체크하기 위해 맥진 검사, 적외선체열진단, 뇌파 검사 등을 실시한다. 이를 통해 환자의 정확한 상태를 체크한 후 치료에 임하게 된다.

6밴드 청력검사가 아니라 67밴드 미세청력검사를 하는데도 가끔은 청력이 정상으로 나오는 경우가 있는데, 이때 이명도 검사를 하면 고음 영역에서 자신의 귀에서 나는 이명 소리와 똑같은 소리의 주파수(Hz)와 소리 크기(dB)를 확인할 수 있다. 이것으로 소리 재활훈련이 가능하며, 맥진을 통해 이명의 악화 요인을 분석한 후 적절한 처방을 하면 치료의 질은 훨씬 높아진다. 아울러 교통사고로 인한 턱관절장애나 척추 틀어짐을 확인해 약침과 추나요법을 시행하고, 목 주위 근육들의 긴장을 이완시켜 혈액순환을 도와줄 수 있는 다양한 침법을 응용해 충분히 이명을 잠재울 수 있다. 경우에 따라 뇌파 검사를 한 후 원인에 따른 치료법을 병행하면 치료 효과는 더욱 높일 수 있다.

사고로 인해 놀란 것을 맥진으로 확인하다

누구나 교통사고를 겪으면 순간적으로 놀라고 당황한다. 출혈이나 멍을 동반하는 타박상은 대체로 눈으로 확인할 수 있지만, 사고 후 이명이 나타나면 교통사고와 관련없다며 보험회사와 분쟁이 생기는 경우도 과거에는 많이 볼 수 있었다. 이비인후과에서 청력검사(주로 6밴드 검사)와 각종 검사를 실시하고 아무 이상이 없다는 이야기를 듣고 오기 때문이다. 그러나 한의원에 내원하여 맥진, 적외선체열진단을 해보면 환자의 놀란 맥을 맥파로 정확히 확인할 수 있다.

30세 여성이 임신 3개월째에 교통사고가 난 후 2주 정도 지나서 이명이 시작된 사례가 있었다. 처음엔 왼쪽에 이명이 발생했는데, 2개월 더 지나자 오른쪽에도 이명이 발생했다. 임신 중이라 이명을 치료하지 못했는데, 출산 이후 좌우의 이명과 항강증(목·어깨 통증)으로 내원했다. 사고의 순간에 목 주변 근육이 긴장해서 뻣뻣하고 좌우로 목을 돌리는 것이 불편해진 것이다. 게다가 오른쪽 약지, 새끼손가락이 저리고 불편하다고 했다. 악기를 연주하는 사람이라 치료가 시급했다.

또 다른 사례로 55세의 교통사고 환자가 있었다. 이 여성은 고속도로를 달리고 있었는데 반대편에서 달려오던 화물차에 적재돼 있던 화물이 날아와 자신의 차에 부딪히는 사고가 있었다. 차량이 심하게 파손되고 운전 중에 발생한 갑작스러운 사고에 많이 놀란 이후로 이명이 발생했고 2개월 정도 지났다고 했다.

미세청력검사 등의 방법을 동원하면 환자가 느끼고 있는 이명 소리의 정확한 주파수와 데시벨을 찾을 수 있다. 소리재활훈련, 한약, 약침 등을 통해 놀란 심장을 진정시켜 주면 대체로 이명이 차분히 가라앉는 효과를 확인할 수 있다.

사고가 아니어도 어혈이 생길 수 있다

교통사고로 인한 충격은 몸 내부에서 미세출혈을 발생시킬 수 있는데, 이때 혈액이 제대로 흡수되지 못하고 정체되면 어혈이 생긴다. 어혈은 혈액이 몸 안을 돌다가 일정한 곳에 정체되는 것을 말하는데, 한의학적으로는 마치 늪과 같은 형태로 설명된다. 어혈을 뜻하는 한자 어(瘀)는 진흙 어(淤)에 질병을 뜻하는 역(疒)변이 합해진 형태다.

어혈은 타박이나 출혈로 말초혈관이 손상되어 오는 경우 외에도 오랜 영양실조, 경락 순환의 정체, 기의 정체, 습열(외부에서 들어온 습기가 열과 엉긴 것), 화열(스트레스로 열이 쌓인 것), 풍습(류머티즘) 등이 동반되어 발생하기도 한다. 어혈은 12경락 중 특히 간경(肝經)과 관계가 많다. 잘 잊어버리는 것, 물을 마시기보다 입에 물을 축이려고만 하는 것, 병증이 낮보다 밤에 심한 것 등은 모두가 혈을 저장하는 간경과 관련이 있다.

어혈은 통증을 일으키기도 하며 감각이상이나 운동이상을 만들고 염증을 일으키기도 한다. 또 자율신경계나 정신신경계의 이상을 일으키는 등 광범위한 질환들의 원인이 된다. 한의학에서는 어혈이 상부(上部)에 있으면 인지 기능이 저하되어 건망이 잦고, 어혈이 하부(下部)에 있으면 자주 발광하고 아랫배가 단단하고 아프게 된다고 이야기한다.

교통사고 등의 문제로 나타나는 어혈이명 환자가 아닌 경우에 체질적으로는 소음인 환자에게 어혈이명이 많이 나타난다. 말초까지 순환이 잘 되지 않아 피곤함을 자주 느끼고, 무리할 경우 기허이명이 겹치기도 한다. 문진을 해보면 평소에도 멍이 잘 들고 하지정맥류가 있는 등 어혈의 상태를 겸하고 있는 경우가 많다. 소음인을 보통 어혈 체질이라고 말하는데, 양기가 부족하여 혈액순환이

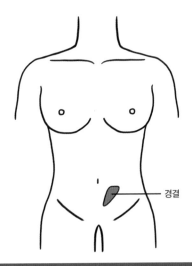

경결

[그림 3-14] 하복부가 뭉치는 소복급결

잘 되지 않고 정체하여 어혈이 쉽게 발생하기 때문이다.

어혈은 단순히 죽은 피, 혈관의 손상으로 나타나는 증상만을 말하는 것은 아니다. 정체되어 있는 혈액과 그로 인해 발생하는 증상까지 모두 아울러 이야기한다. 기허 상태가 있을 때는 그것을 치료하면서 동시에 어혈을 잘 제거해주어야 혈액순환이 좋아지면서 몸도 귀도 모두 건강해진다.

여성의 경우에는 주로 좌측 배꼽 아래 하복부를 눌러보았을 때 유독 통증이 심하다면 어혈이 있는 것으로 판단할 수 있다. 이것을 소복급결(少腹急結)이라고 하는데 하복부의 경결, 즉 단단하게 뭉쳐 있는 것이다. 이 부위를 누르면 무릎이 구부려질 정도로 통증을 느끼는 경우도 많다. 고대 한의학 서적인 『상한론(傷寒論)』은 감기처럼 차가운 기운으로 인해 몸이 상해서 생긴 병과 그 치료에 대해 논한 책이다. 이 책 106조에는 소복급결에는 도핵승기탕을 처방한다는 내용이 나온다. 어혈을 치료하는 약재는 당귀, 천궁, 도인, 홍화 등 다양하며, 계지복령환, 혈부축어탕 등의 처방이 있다.

혈허이명, 영양 부족과 스트레스로 악화된다

이명과 동시에 만성적인 어지럼증을 가지고 있다는 여성 환자가 있었다. 병원에서 여러 가지 검사를 진행했는데 아무 이상이 없다는 말만 들었다며 답답해했다. 그러나 환자의 이야기를 들어보니 오랜 기간 투병생활을 하고 있는 남편을 뒷바라지하느라 "진이 다 빠진 상태"였다. 오랜 간병으로 인해 스트레스가 쌓여가다 보니까 수면제와 위염 약까지 복용할 정도로 몸 상태는 좋지 않았다. 그녀는 이석증을 두 번이나 앓았다고 했다. 이석증은 몸의 균형감각을 담당하는 귓속 전정기관에 문제가 생겨 세상이 빙글빙글 도는 것 같은 어지럼증을 호소하는 질병이다.

맥진을 해보니 전형적인 혈허와 신허 증상까지 동반한 맥파를

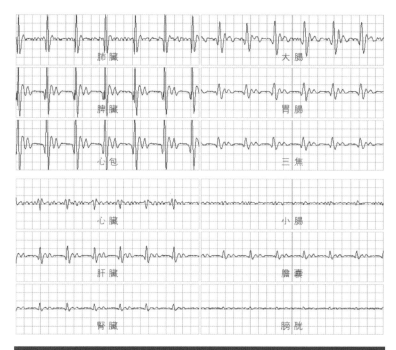

[그림 3-15] 혈허이명 환자의 맥파 예

볼 수 있었다. 혈허이명은 각종 영양대사 장애, 혈액대사 장애, 빈혈, 어지럼증, 현기증, 무기력증 등에서 비롯된 이명일 경우에 진단한다. 한의학에서 기와 혈은 생명활동의 중요한 요소인데, 빈혈이 아니어도 피가 부족한 혈허 증상이 나타날 수 있다. '혈이 허하다'는 것은 소화기능 저하로 영양분을 충분히 공급받지 못해 혈액의 구성물질이 부족한 상태, 혈액을 저장하는 간의 기능 저하, 심장 기능의 저하, 위장관이나 자궁의 출혈 등을 포함하는 것이다.

신경을 많이 썼더니 피가 마른다

키도 크고 체구가 큰 남성이었는데도 불구하고 혈허이명을 보였던 환자가 있었다. 혈장부의 맥이 모두 허한 상태였고, 만성 허리통증을 동반하고 있는 환자였다. 스스로를 세심하고 예민하다고 평가했는데, 혈허이명 환자에게서 흔히 볼 수 있는 유형이었다. 신경을 많이 쓰면 흔히 피가 마른다고 한다. [그림 3-15]에서처럼 맥진을 해서 심장, 간장, 신장의 맥이 허하면 혈허이명이라고 진단할 수 있다.

대부분의 혈허이명 환자는 얼굴색이 창백하거나 누렇고, 입술이 건조하고 손발이 차가운 경우가 많다. 혈허 증상은 여성에게 나타나는 경우가 많은데, 생리, 임신, 출산, 수유 등의 경험을 통해 혈액과 영양분의 손실이 반복되는 경험을 하기 때문이다.

야간에 일을 하거나 밤늦게 자지 않고 깨어 있는 것도 혈허를 유발하는 큰 원인 중 하나이다. 밤에 잠을 잘 자야 생기를 돌게 하는 맑은 피가 잘 생성된다. 한의학에서도 낮에는 양기가 순행하고, 밤에는 음혈이 순행하여 몸의 균형을 이룬다고 말한다. 그런데 밤낮이 바뀐 생활을 하면 기와 혈을 모두 소진하게 된다.

자궁근종으로 자궁적출수술을 한 이후 왼쪽에 이명이 발생했다는 50대 중반의 여성이 있었다. 이비인후과에서 했던 청력검사에서는 정상이었다며 괴로워하던 환자는 이내풍에서 실시한 67밴드 미세청력검사에서도 청력이 정상으로 나타났다. 그러나 이명도 검사를 했을 때는 고음에서 이명 발생 지점을 발견했는데, 이럴 때 134밴드 검사를 다시 해보면 고음에서 난청 지점을 정확히 찾아낼 수 있다. 이런 데이터를 토대로 소리재활훈련을 집중한다면 이명은 충분히 개선될 수 있다.

무엇보다 심신의 안정과 건강한 체력은 이명의 치료에서도 중요하다. 환자가 수술 후에 이명이 나타났기 때문에 단순히 귀만의 문제가 아니라는 걸 알 수 있다. 맥진과 적외선체열진단을 통해 이명을 악화시키는 요인을 정확히 분석해야 했다. 수술이나 출산 등은 혈액 공급이 부족해지는 원인이 될 수 있다. 전신에서 발생하는 근본적인 원인을 찾아서 대책을 세우는 것이 근원적인 치료가 되기 때문에 한약, 약침 등을 병행해서 치료해야 한다.

노인성 난청이 이명을 악화시킨다

이명은 기본적으로 난청이 발생하면서 동반되는 사례가 아주 많은데, 그러다 보니 이비인후과에서는 보청기로 이명을 해결하려는 시도가 많다. 79세의 난청 환자가 "나이 들어 발생한 이명은 다 포기해야 합니까?"라는 호소를 해왔다. 3년째 이명으로 고통을 겪으며 보청기를 끼고 있는 환자였다.

좌우 모두 보청기를 끼면서 3년째 이비인후과에서 약을 타서 복용중인데도 환자는 여전히 대화에 다소 어려움이 있었고, 이명 소리 때문에 잠을 설치고 있었다. 그는 전형적인 노인성 난청으로 인한 이명 환자였다. 이명도 검사를 해보니 중고도 난청이었고 이명이 매우 심해서 수면장애, 피로감, 우울증, 소화장애, 두통, 어지럼증을 함께 호소했다. 나이가 들면서 자연스럽게 찾아오는 노인성 난청은 조급해하지 말고 장기적인 치료 계획을 세워야 한다.

노령인구의 증가, 현대 사회에서 각종 소음의 증가, 스트레스 요인의 증가 등으로 인해 이명을 호소하는 환자들은 점점 증가하는 추세에 있다. 건강보험심사평가원에 따르면 이명으로 진료를 받은 환자는 2014년 28만여 명에서 2018년 32만여 명으로 해마다 꾸준히 증가하고 있다. 인구의 75%는 살면서 한 번 정도는 경험하는 흔한 증상이 이명이라지만, 나이가 들면서 청력 저하와 함께 악화되는 경우라면 잠시 휴식을 취한다고 해서 쉽게 사라지지 않을 것이다.

대부분의 환자들은 청력 저하보다는 이명을 더 잘 느끼기 때문에 간혹 이명으로 인해 청력이 떨어지는 것으로 생각하는 사람도 있다. 그러나 이명이 원인이 되어 청각기관이 파괴되거나 청력이 나빠지는 것은 아니다. 오히려 이명이 잦아지거나 커지는 것은 청력 저하가 진행되면서 나타난 결과라고 볼 수 있다. 물론 간혹 이명에 대한 과도한 걱정이 스트레스가 되어 이명을 더욱 악화시키는 경우는 있다. 그리고 비청각성 원인으로 고혈압, 동맥경화, 심장 질환, 혈관의 기형, 혈관성 종양, 빈혈, 갑상선 질환, 당뇨, 근육의 경련, 외이도의 막힘, 턱관절이나 목뼈의 이상 등이 있을 가능성을 살펴봐야 하기 때문에 치료는 단순하지 않다.

이명은 귀의 문제이기도 하지만, 실은 노화 현상으로 인한 전신 질환일 수도 있다. 조혈 기능이 떨어져 혈액순환에 문제가 생기면 귀로 가는 혈이 부족해지면서 혈허이명이 발생할 수 있다.

골수, 뇌수 부족으로
이명이 생길 수 있다

서양의학에서는 조직을 검사했을 때 보이는 것이 없으면 병으로 인정하지 않는다. 그러나 기존의 검사법에서 문제가 보이지 않는다고 해서 몸에 문제가 없는 것은 아니다. 그것만으로는 이명의 원인을 밝혀낼 수 없다. 이명 환자들은 "이상 없습니다. 청력이 조금 나쁘네요"라는 말을 들은 것이 전부였다며 답답해하는 경우가 많았다.

제약회사 영업직으로 근무하는 환자가 내원하여 이명을 호소했던 사례가 여러 건이 있었다. 영업을 업무로 하는 사람들 중에 스트레스가 심하며 골초인 사람을 흔히 볼 수 있다. 영업 실적이 좋은 사람들일수록 쉽게 말해 '골빠졌다'는 진단 결과가 나온 사람이 많았다.

이내풍에서는 수십 년간 다양한 이명 사례를 접했다. 초기에는 치료가 잘 안 되는 사례가 많았는데 '왜 잘 안 나을까' 고민을 거듭하다 보니 골수 부족이나 뇌수 부족이 원인이 되어 이명이 발생하는 경우가 있다는 것을 알게 되었다. 우리 말에는 "뼛골 빠지게 일한다"라는 표현이 있는데, 예전부터 우리가 쓰던 말에는 한의학적 표현이 담겨 있는 경우가 많다. 이것은 에너지를 너무 많이 쓴 사람에게 뼈를 채우고 있는 골수나 뇌수의 부족 현상이 생길 수 있다는 걸 말한다. 쉽게 말해 뼈의 물이 빠져나갔다는 뜻이다. 이런 사람들은 외모상으로도 나이보다 늙어 보이는 경우가 아주 많다.

『동의보감』에는 "뇌의 수해(髓海)가 부족하면 머리가 빙빙 돌고 귀가 울며 어지럽고 눈이 캄캄해진다"고 했는데,『황제내경』의 '영추(靈樞)'에서도 "수해가 부족하면 뇌가 돌면서 귀가 운다"라고 했다. '수해'란 '뇌는 골수(骨髓)의 바다'라는 뜻에서 쓴 말이다. 이것은 서양의학에서는 딱히 신경쓰지 않는 개념이다.

그러나 뇌수나 골수 부족으로 인한 이명으로 진단될 때는 이것을 보해주는 치료를 해야 한다. 오랜만에 만난 사람이 얼굴에 살이 빠져서 피골이 상접하고 뼈만 남은 상태일 때 "뼛골 기름이 말라서 그래", "고기 좀 사먹고 뼈 좀 고아 먹어"라는 말을 하는데 여기에 해당하는 경우다.

뇌에서 들리는 소리, 뇌명

좌측 머리 위쪽에서 소리가 들리기 시작한 지 3개월째라는 60대의 남성이 있었다. 허공에서 소리가 들린다고 하는데, 특별한 동기는 모르겠다고 했다. 귓속 가려움 증상도 약간 있었으며, 우측에서는 금속성의 날카로운 소리가 들린다고 했다. 소리는 언제나 지속적으로 들리며 특히 아침에 일어났을 때 제일 심했다. 그는 교사생활을 오랫동안 하다가 퇴직한 지 얼마 안 됐고, 꼼꼼하고 철저한 완벽주의형이라고 이야기했다. 평소에 위와 장이 나빴으며, 갈증이 없는데도 물을 많이 마시는 타입이고, 대변은 항상 가늘고 힘이 없었다.

미세청력검사를 한 결과 왼쪽 4,000Hz에서 40dB, 8,000Hz에서 45dB, 오른쪽 4,000Hz에서 35dB, 8,000Hz에서 40dB이 측정되었다. 자율신경검사에서는 부교감신경이 항진된 상태였고, 체열진단검사 결과 기허가 심하고, 신허, 심화도 심한 상태였다. 위허도 중(重)한 상태였으며, 머리가 뜨겁고 손발이 차가운 상열하한(上熱下寒) 증상도 있었다.

골수 부족은 골수를 주관하는 신장의 기능 저하로 설명하기도 하는데, 환자는 맥진기 검사에서 신장(腎), 심장(心), 폐(肺), 위(胃), 대장(大腸), 소장(小腸)에 이상 소견이 있었다. 이 환자의 증상은 임상에서 자주 만날 수 있는 경우는 아니었다. 귀에서 소리가 들린다

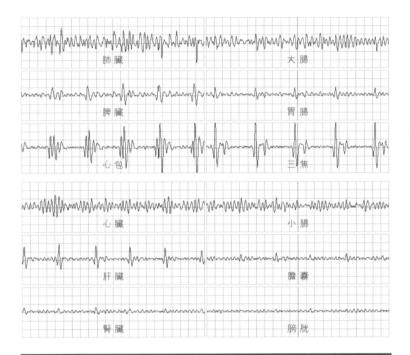

肺臟　　大腸
脾臟　　胃腸
心包　　三焦
心臟　　小腸
肝臟　　膽囊
腎臟　　膀胱

[그림 3-16] 골수, 뇌수 부족 환자의 맥파 예

기보다 허공에서 울리는 소리가 들린다는 것은 한의학적으로 볼
때는 뇌수 부족을 원인이라고 봐야 했다. 따라서 이에 대한 처방과
침법을 시행할 것을 결정했다. 멀리 다른 지방에서 찾아온 분이라
서 치료하기가 쉽지 않았는데, 해당 원인에 맞는 처방을 2회에 걸
쳐 실시했고 다행히 거의 소리가 없어진 상태에서 3회째 치료 후
증상이 소실되었다.

　귀에서 소리가 들리는 것이 아니라 머리에서 소리가 들리는 뇌

명(두명) 환자 사례는 또 있다. 20년째 정수리 부위에서 소리가 들린다는 75세의 남성이 있었다. 환자는 언론기관에 오랜 기간 근무했으며, 꼼꼼하고 철저한 성격에 다혈질이고, 몸에 항상 열이 많다고 했다. 정수리 외에 우측 귀에서도 소리가 꾸준히 난다고 했는데, 오른쪽에 항상 편두통이 있으며 띵하고 아픈 상태가 지속됐다. 이명의 소리는 '쇄~' 또는 '세- 세-' 하는 소리가 저음성으로 계속 발생했다.

그는 오래전부터 우측에 중이염이 있어서 늘 맑은 물이 흘러나오곤 했다. 이비인후과에서 꾸준히 치료했으나 염증이 나았다가 나빠졌다가 계속 반복하고 있는 상태였다. CT, MRI, 뇌파, 심전도 검사 등을 모두 해봤는데 이상 없다는 소리만 들었으며, 그동안 이비인후과, 신경정신과, 한의원을 차례대로 꾸준히 다녔다.

이런 환자들은 뇌수 부족으로 인한 이명으로 진단되는 대표적인 사례다. 체열진단검사에서 신허가 매우 심했고, 심화, 기허가 심하고, 위허도 중한 상태였다. 맥진 검사에서는 신장, 심장, 위, 소장, 대장에 이상 소견이 있었다.

이 환자의 이명 발병 원인은 만성중이염으로 생각된다. 그런데 문제의 핵심은 중이염이 왜 오랫동안 안 나았는가 하는 점이다. 그동안 항생제를 꾸준히 사용했는데 완전치유가 안 됐다면 근본적인 뿌리를 다스려야 한다. 환자는 종갓집 장손이어서 맡은 일이 많았고, 자존심이 무척 강한 편이어서 스트레스도 많이 받고 있었다.

반면에 나이가 있어서 기력이 많이 떨어져 있었기 때문에 일반적으로 시행하는 획일적 치료법보다 입체적 치료가 필요했다. 우선 귀에서 농이 계속 나오고 있으므로 1단계 처방은 염증 치료를 하면서 뇌수 부족을 보완하기 위한 치료를 병행했다.

치과 다녀온 뒤로 이명이 들린다고?

이내풍에 내원했던 이명 환자들 중에는 "이빨 뽑고 나서 이명에 걸렸다"는 식의 주장을 하는 사람들이 꽤 많다. 임플란트를 하다가 때로는 스케일링을 하다가 이명에 걸렸다면서 치과 의사와 싸우기도 한다. 그런 경우 치과 치료가 직접적인 원인이 되었다기보다 스트레스, 과로 등으로 전신성 질환이 생겼고 그 결과 이명이 발병했다고 보는 것이 타당하다.

서울 대치동에서 5년째 학원 운영을 하고 있다는 55세 남성이 내원했다. 학생 수가 많아서 상담을 많이 했던 때였는데, 임플란트를 8개 심고 나서 이명이 처음 발생했다고 한다. 그 무렵 과로와 과음이 계속됐는데, 스트레스도 매우 심해서 담배도 하루 1갑 이상 피우고 있었다. 밤늦게까지 교재 편찬 등으로 야근을 하면서 커피도 하루 3잔 이상 마셨다. 대학병원에서는 난청만 가볍게 있다고 했으며, 양약 처방을 받아와서 복용 중이지만 나을 기미는 보이지 않았다.

이 환자의 최초 발병 인자는 임플란트 수술이라고 해도 악화 원인은 스트레스, 과로, 음주, 수면 부족, 커피, 담배 등이다. 이분은 골수 기능이 약한 사람이었고, 치과 치료 후 이명의 악화 원인에 너무 많이 노출됐던 것이 지금의 상태를 만든 것이라고 봐야 했다. 스트레스가 심하다고 해서 생업인 학원을 그만둘 수는 없기 때문에, 골수 기능 강화를 개선하기 위한 한약 처방과 침법을 결정했다. 전신의 활력 상태를 개선하기 위해 심장과 신장의 기능을 회복하는 치료에 들어가기로 했다. 이명이 악화되어 머리 전체에서 소리가 울리므로 좌우 난청의 정도를 확인하는 청력검사를 실시하고 이상이 생긴 타깃 지점을 찾아내 소리재활훈련을 병행했다.

한의원에 내원해 골수 부족 진단을 받았던 또 다른 70대 이명 환자가 있다. 왼쪽 귀에서 이명이 발생한 지가 9개월 됐는데 처음 발병한 것은 왼쪽 아래 어금니를 빼고 나서였다고 한다. 턱관절장애가 이명을 일으킨다는 이야기를 들은 적이 있어서 확인해봤는데 그에게는 해당하지 않았다. 그는 골동품가게를 운영하는데 낮에 일을 하는 동안은 소리를 잘 느끼지 못하다가 집에 들어가면 크게 들린다고 했다. 아침에 특히 심하게 이명이 들리는 상태였다. 술, 담배를 전혀 안 하지만, 업무상 스트레스가 많았다. 아는 사람이 무리한 부탁을 하기도 하고 사기꾼을 만나게 되는 일도 많다고 했다.

치과 치료를 받을 때 임플란트, 스케일링, 틀니 맞춤, 치아 뽑기 등의 과정에서 극심한 긴장, 두려움, 불안이 있을 수 있다. 장시간 턱관절이나 경추관절 근육이 과도하게 긴장한 탓에 피로에 의해 혈액순환장애 등의 문제가 발생하는 경우가 많다. 청신경의 손상도 역시 소음뿐 아니라 긴장, 분노, 스트레스, 피로 등이 원인이 된다. 결국 평소에 약점이 있었던 사람이 어떤 동기를 만나 이명이 발생할 수 있는 환경에 노출되었을 때 이명을 듣게 되는 것이다. 치과 진료를 받는 것도 그런 원인으로 작용할 수 있다.

게다가 이 환자의 경우처럼 평소에 뇌수, 골수 기능이 약했던 분이 치과 치료 등의 여러 요소를 만나 자극을 받으면 질병으로 나타날 수 있다. 그것은 마치 곪아 있었던 피부 조직이 어느 순간 우연히 바늘에 찔려 터져버린 것과도 같다. 이럴 때 우선은 근원적인 원인을 찾는 것이 중요하다.

중독성 이명, 의외의 습관이
몸을 병들게 한다

이내풍에서는 2003년 5월부터 2005년 8월까지 약 26개월 동안 이명증으로 내원한 환자 173명을 대상으로 임상 연구를 실시해 논문을 썼다. 환자들은 문진표를 작성했고 어느 쪽 귀에 이명이 있는지, 어떤 형태의 소리가 들리는지, 이명의 크기는 어느 정도라고 느끼는지, 소리는 가끔 들리는 것인지 지속되는 것인지, 언제부터 들렸는지, 최초 발병 동기는 무엇인지, 동반되는 증상이 있는지, 치료 경력, 약물 복용 경력, 수술 경력 등을 우선적으로 파악했다. 그리고 적외선체열진단으로 오장육부의 허실과 내적인 요인을 분석했으며, 모발검사를 통해 중금속 오염과 미네랄 영양 상태를 분석했다.

환자들의 72.6%는 이명의 원인을 짐작하지 못한다는 응답을 했다. 그런데 모발검사 결과를 보면 그중에서 중금속 오염이라고 판단되는 사람들이 있었다. 연구 대상자의 44.5%가 수은 함유가 초과 또는 과잉 상태였으며, 알루미늄 함유는 8.1%, 납은 4.7%가 초과 또는 과잉 상태였다. 반면에 필수 미네랄이 결핍이거나 정상 범위에서 벗어나 조정이 필요한 경우도 많았다. 인이 부족한 경우가 68.8%, 망간이 부족한 경우가 32.4%, 아연이 부족한 경우가 65.3%였다.

일상생활에서 이명을 악화시키는 원인은 여러 가지가 있지만 그중 하나는 약물 부작용과 중금속 오염이다. 해열진통제, 항생제, 결핵약 등의 부작용으로 이명이 발생할 수 있으며, 직업상 농약, 염색약 등에 오랫동안 노출됐던 사람들에게 이명이 오는 경우가 많다. 이명 환자 중에는 과수원 농사를 했다거나 염색업, 페인트나 화공약품 취급을 했다는 사람들이 많았다.

중독성 이명에는 직업적 특성이 있다

단독주택에 산다는 65세의 여성 환자가 약 2년째 좌측에 이명이 있다고 했다. 이명이 발병할 당시에, 환자의 옆집에서 모기를 없애겠다고 농약을 많이 뿌렸는데 그 뒤로 수개월간 농약 냄새 때문에 식사도 제대로 못해 입원 권고를 받을 정도였다. 지금은 거기서 뒷집으로 이사했는데 그후에도 농약을 수시로 뿌렸기 때문에 스트레스가 심했다. 이사한 집으로도 냄새가 날아오는데, 냄새를 맡으면 식사를 하지 못하고 귀가 가려웠다.

울산 통도사 근처에 거주 중인 74세의 남성 환자는 소개로 찾아왔는데, 좌측 이명은 3년째이고 우측 이명은 3일째 들리고 있다고 했다. 처음에 이비인후과에서 약 먹으면서 치료를 했는데 소리가 더 나고 있었다. 그는 과수원 농사를 40년째 하고 있는데 농약을 많이 쳤다.

한 해 전부터 귓속이 아팠다는 65세의 여성 환자가 있었다. 당시 동네 이비인후과에서는 염색약 때문이라는 이야기를 했는데, 그후 다른 이비인후과에서도 치료를 받았다. 처음에 이명과 폐색감도 있었는데 이내풍에서 치료하면서부터는 점차 사라졌지만, 귓속이 욱신욱신 아픈 것은 쉽게 사라지지 않고 있었다.

이처럼 화학약품에 자주 노출된 사람들 중에서 이명이 발생할 확률이 상당하다. 중금속 오염으로 인한 이명의 발생은 체열진단이나 맥진 검사로는 알 수 없기 때문에 추가로 모발검사를 실시해야 한다. 소량의 머리카락을 채취해 체내에 축적된 중금속과 미네랄 함량을 분석하는 검사방법이다.

대전의 연구소에 근무한다는 39세 남성 환자 사례가 있다. 대전에 있는 병원에서 검사했을 때 청력검사, CT, MRI에서 이상이 없어서 치료를 제대로 받지 못했고 이내풍으로 오게 된 것이다. 병원에서는 "더 나빠지면 보청기 하러 오라"는 이야기를 할 뿐이었다며 환자는 "이상이 없는데 이명은 왜 들리나요?"라며 답답해했다.

직업상 실험 과정에서 화공약품에 자주 노출되었을 것으로 생각되어 모발검사를 실시했고 그 결과에 따른 치료를 실시했다. 세 번째 처방이 있었던 이후부터는 편안해졌다고 전했는데, 나중에는 많이 좋아져서 한 달에 1번씩만 내원해서 상태를 체크하면 될 정도로 나아졌다. 이 환자는 직업 환경상 중금속 오염뿐 아니라 밤늦게까지 과로하면서 스트레스를 받고 예민해졌던 것이 영향을 주었던 것으로 생각된다.

나도 모르게 중금속이 쌓인다

중금속 오염에 대한 한의학적 처방은 한약의 해독 처방으로 상당 부분 치료가 가능하다. 다만 결핵약, 항생제, 소염진통제, 해열제 등으로 인해 생기는 부작용에 대해서는 치료가 쉽지 않아서 이로 인한 이명을 어떻게 해결해야 할지는 계속해서 연구 중이다. 이명이나 난청은 굉장히 광범위하게 전신적인 영향을 받기 때문에 쉽게 이야기할 수 없다. 소화, 혈류 등의 내과적 문제가 없는데도 이명이 사라지지 않는 환자라면 반드시 모발검사를 통해 중금속 오염 정도를 확인해보는 것이 좋다. 자신의 상태를 제대로 파악하고 있다면 치료가 완전하지는 않더라도 최소한 몸 상태가 더 이상 나빠지는 것은 방지할 수 있다.

이명은 대체로 한 가지 원인만으로 발병하는 것이 아니며 과로, 스트레스, 심리적 요인, 외상 등이 악화 요인으로 작용한다. 따라서 중금속 오염이나 약물 부작용이 완전히 치료되기 어렵다고 해도 다른 요인들을 해결하면 환자가 "이제 살 만하다"고 얘기할 만큼의 상태로 호전시킬 수 있다.

이명에 대한 걱정으로 너무 불안해하는 환자들에게는 유전자검사를 권하기도 하는데, 이것은 똑같은 소음에 노출돼도 모두가 이명에 걸리는 것은 아니기 때문이다. 체질적으로 이명이 생길 가능성이 높다고 보이는 사람들이 있다. 외모는 한의학적으로 보면 그사람의 건강 상태를 알 수 있는 대표적인 정보인데, 예를 들면 이명 환자 중에는 이목구비 중에 유난히 귀가 큰 사람이 많다. 『삼국지』에 나오는 유비 같은 사람이다. 일본에서 이비인후과로는 규모 면에서 1위라는 까미오(Kamio, 神尾) 병원은 코끼리를 로고 디자인으로 활용하고 있다. 왜 코끼리냐고 물었더니 "우리는 귀를 전문으로 본다. 이명·난청 전문인데 코끼리가 귀가 제일 크잖아요"라고 했다. 한의학적으로도 얼굴에 비해 귀가 유난히 크거나 얇은 사람은 타고 나기를 귀에 약점을 가지고 있는 것으로 본다.

유전자 검사가 이명의 원인을 찾는 데 도움을 준다는 건 한계

[표 3-2] 개인 유전자 분석 결과 예

항목		결과
Ca	칼슘 농도	집중관리
Mg	마그네슘 농도	일반관리
Zn	아연 농도	관심관리
Se	셀레늄 농도	일반관리
B	비타민 B군 농도	보통
C	비타민 C군 농도	좋음
D	비타민 D군 농도	좋음
	염증 체계	일반관리
	항산화능력	일반관리

가 있지만, 환자가 자신의 상태를 이해하는 데는 도움이 된다. [표 3-1]의 예를 들면 환자는 칼슘 농도를 집중관리함으로써 자신을 보호하는 노력을 할 수 있다. 마그네슘, 아연, 셀레늄, 비타민B군, 비타민C, 비타민D의 농도, 염증 체계, 항산화력 등을 모두 다 챙기기에는 복잡하지만 자신의 약점을 알게 된다면 우리는 건강관리를 좀 더 효율적으로 할 수 있다.

모발중금속 검사는 칼슘, 마그네슘, 아연, 나트륨, 칼륨, 구리 등 19종의 미네랄과 수은, 납, 알루미늄 등 11종의 중금속 성분을 측정할 수 있다. 중금속 중독은 직업과 상관없이 일상에서도 흔하게

[표 3-3] 모발중금속 검사의 예

유독성 원소	결과치	허용범위
Hg 수은	0.361	〈1
Pb 납	0.202	〈2
Al 알루미늄	6.3	〈10
Cd 카드뮴	0.003	〈1.5
As 비소	0.085	〈1

영양미네랄	결과치	균형범위
Ca 칼슘	608.5	450~1105
Mg 마그네슘	58.9	44~98
Zn 아연	135.1	150~250
S 황	38971	30000~55000
P 인	156.6	145~250
Cr 크롬	0.367	0.2~1.2
Mn 망간	0.175	0.2~0.8
Co 코발트	0.012	0.01~0.05
Cu 구리	45.23	18~50
Se 셀레늄	0.514	0.6~1.6

관련비율	결과치	균형(허용)범위
Zn아연 / Pb납	669.1	〉30
Se셀레늄 / Hg수은	1.425	〉0.6
P인 / Al알루미늄	24.86	〉5
Zn아연 / Cu구리	2.988	4~16
Zn아연 / Mn망간	772.3	188~1250

노출될 수 있기 때문에 주의해야 한다. 수은에 오염된 환경에서 자란 생선을 먹는 것, 티백 차를 오랫동안 우려서 마시는 것, 납 중독의 위험이 있는 통조림 캔이나 장난감 등에 노출되는 것, 방부제나 살균제에 만성적으로 노출되는 것, 조리기구를 세척할 때 날카로운 재질의 수세미를 사용하는 것, 미세먼지가 심한 날의 외출 등은 나도 모르는 사이에 체내에 점차 중금속이 쌓이는 원인으로 작용한다.

체내에 들어온 중금속은 여간해서는 배출되지 않고 축적되기 때문에 더욱 위험하다. 심혈관 질환이나 대사 질환은 물론이고 신경정신과적인 문제까지 일으킬 수 있다. 따라서 생활습관이나 환경을 점검하는 일은 중요하다. 적합한 안전성 평가를 거친 식품이나 생활용품을 쓰고 있는지 점검할 필요가 있다. 미네랄의 경우에는 밸런스가 깨져 과다섭취가 되거나 부족하면 독성 증상이 돼버리는 경우도 있기 때문에 관련비율을 살펴볼 필요가 있다.

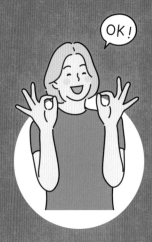

귀 질환에서 전신 질환으로
한약이 특히 효과가 좋은 이명이 있다
심장과 신장이 조화로우면 귀가 편안하다
침은 12장부의 기능과 에너지 순환을 돕는다
뭉친 근육을 풀면 이명이 사라진다
침과 한약의 효과를 극대화하는 약침
구조를 바로잡고 혈류를 조정하는 추나요법
뇌파가 안정돼야 이명이 사라진다

유모세포와
몸을 회복시켜
이명을 고친다

귀 질환에서 전신 질환으로

이명 환자들 중에는 오랫동안 치료되지 않은 채로 앓다 보니까 스스로에 대해 포기감을 가지는 경우가 많다. 치료법에 대한 정확한 안내가 없다 보니까 이 의사가 이런 말을 하면 그게 맞는 건가 싶고 저 의사가 저런 말을 하면 그게 맞는 건가 싶어서 갈등을 많이 느낀다. 서양의학에서는 이명을 질환이라기보다 증상이라고 간주해왔던 것도 그동안 환자들이 제대로 치료받지 못한 배경이 되었을 것이다. 그런데 한의학적으로 보면 이명은 이비인후과적 질환으로만 볼 게 아니라 전신 질환으로서 빚어지는 결과로 봐야 한다.

이내풍에서는 30년 넘게 이명 환자들을 만나고 데이터가 쌓이다 보니까 전신 질환으로서 이명을 치료하는 6가지 시스템을 만들

수 있었다. 이명 환자가 받을 수 있는 치료는 소리재활훈련, 침과 약침, 한약, 뇌파훈련, 추나요법 등이다. 이명은 한두 가지 형태의 정형화된 모습으로 나타나는 것이 아니라 개인마다 원인도 질병의 양상도 다양하게 나타나기 때문에 개인별로 원인을 추적한 다음에 거기에 맞는 치료를 구성해야 한다.

환자가 한의원에 오면 중이검사와 미세청력검사를 우선 실시하는데, 중이검사를 했을 때 중이염을 앓았다든가 노화로 인해서 이소골이 딱딱해지거나 끊어진 경우에는 외과적 치료가 필요하기 때문에 이비인후과로 우선 보낸다. 중이의 문제가 이명을 일으키는 경우는 극히 드물지만 파이프가 끊어진 것처럼 소리 전달률이 떨어지는 난청을 유발하기 때문에 별도의 치료가 필요하다.

외과적 문제가 없는지 확인한 후에 내이 유모세포의 문제, 청각뇌(측두엽 청각피질)의 문제, 오장육부의 기능에 대해 종합적으로 분석한 다음 치료를 시작한다. 이명이라는 질환만 놓고 봤을 때는 중이의 역할은 그리 크지 않다. 이명은 형광등이 오래 되면 불이 나가기 전에 지지직거리는 잡음과도 같다. 이명은 어떤 원인에 의해 1만 5천여 개의 유모세포 중 어느 구역이 손상을 받았을 때 "나 좀 살려주세요" 비명을 지르는 소리 같은 것이다. 이 비명을 듣고 청각뇌에서도 스트레스를 받아 점차 같이 병들게 된다. 그리고 그렇게 된 원인에는 인간의 오욕칠정으로 인한 감정적, 정신적 손상도 포함된다. 심리적인 장애가 많은 영향을 주는 것이다.

지쳐 쓰러진 유모세포를 춤추게 하라

이명에 있어 귀에 대한 직접적인 치료 방법은 내이의 유모세포 1만 5천여 개 중에 손상된 곳이 어디인지를 찾아서 소리재활훈련을 하는 것이다. 이명 환자의 거의 대부분은 내이의 유모세포가 다양한 원인으로 지쳐 있거나, 손상을 받아 비활성화돼 있거나, 놀람이나 충격에 의한 세포 기능의 일시적 손상이 있다.

이명에서 벗어나려면 소리를 전달하고 감지하는 귀의 기능과 판단을 내리는 뇌의 기능이 밸런스를 이루는 것이 기본적으로 아주 중요하다. 역치음을 이용하는 TSC 방식의 소리재활훈련이나 침이나 약침 같은 것은 직간접적으로 중이에서 내이까지의 기능에 도움을 주고자 하는 것이다.

소리재활훈련은 유모세포를 건강하게 만드는 훈련요법이다. 유모세포는 각자 담당하는 특정 주파수 영역이 있는데, 유모세포가 픽 쓰러져 있을 때 그 세포가 담당하는 해당 주파수의 소리 자극을 줌으로써 일어나라고 깨우는 것이다. 우리가 음악을 들으면 진동에 자극을 받아 몸이 두둠칫 움직이는 것처럼, 적정한 특정 주파수를 들려주면 유모세포가 반응해서 꼼지락꼼지락 일어나기 시작한다. 유모세포는 운동세포이고 물리적 진동에 의해 전기를 발생시키기 때문에 약물적 자극보다 물리적 자극에 의한 치료 효과가 더 크다. 경구 투여나 주사 약물은 손상된 유모세포만 선택적으

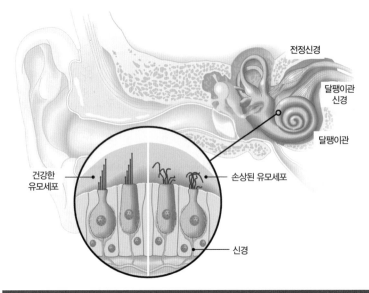

전정신경

달팽이관
신경

달팽이관

건강한
유모세포

손상된 유모세포

신경

[그림 4-1] 건강한 유모세포와 손상된 유모세포

로 조준할 수 있는 특이성이 없지만, 소리재활훈련은 달팽이관을 0.2mm 단위로 미세하게 분할해 손상된 세포 위치를 정확히 조준하여 자극할 수 있다.

소리를 최종적으로 처리하는 중추청각신경과 소리의 증폭에 관여하는 말초청각세포는 동일한 주파수를 처리하는 세포와 신경끼리 서로 짝을 이루고 있다. 그러나 청각세포 손상이 있으면 이러한 짝짓기 구조가 파괴된다. 청각신경계의 주파수 처리를 관장하는 신경망 기능에 균열이 생긴 것이다. 청각피질 내에 '토노토피(tonotopy)'라는 일종의 주파수 지도가 있는데, 다양한 소리를 한꺼번에 들어도 소리를 구별해 인식할 수 있는 것은 격자식으로 조직화된 이 구조 덕분이다. 여기에 문제가 생기면 이명이 발생한다.

건강한 청력일 경우 대뇌의 중추청각신경이 말초의 건강한 청각세포를 적정 수준으로 억제하는 독특한 메커니즘이 있다. 이를 '원심억제'라고 부른다. 만일 A주파수를 처리하는 A말초청각세포가 손상될 경우, A주파수 처리를 관장하는 A중추청각신경이 손상된 A청각세포에 대한 억제를 풀고 다른 건강한 세포, 즉 B세포와 새롭게 짝을 이루는 재조직화 과정이 진행된다. 이러한 재조직화 현상으로 인해 결국 손상된 A말초청각세포는 A청신경의 원심억제로부터 소외되어 정상적인 소리 증폭이나 감폭 기능을 점진적으로 수행하지 못하게 된다. 또한 A청신경의 원심억제로부터 소외된 A말초청각세포는 외부의 소리 자극 없이도 스스로 소리를 내는 이명을 유발하게 된다. 소리재활훈련은 손상된 청각세포의 복구를 도와 재조직화 이전의 상태로 돌려주는 효과를 가져온다.

소리재활훈련과 함께 침, 한약, 추나요법을 병행해야 하는 경우도 많다. 이명 환자 중에는 목, 턱, 어깨, 귀 주변의 근육이나 인대가 다양한 원인에 의해 긴장과 경직을 유발해서 이명의 원인이 되는 경우가 있다. 이럴 때는 추나요법을 통해 경추, 두개골, 턱관절을 교정해야 한다. 이것은 귀에 직접적으로 작용하기보다는 근육의 긴장 완화를 통해 혈류를 왕성하게 해주는 치료다. 집안으로 말하면 인테리어 공사라기보다 가구나 집기의 정리정돈을 해주는 것이다.

뒷골이 당긴다든가 감각이 먹먹해진다든가 뭔가 찌릿찌릿함이 있는 것은 혈액의 흐름이 불량해서 그런 것이다. 이럴 때 턱과 두개골, 경추의 구조 등을 바로잡아주면 근육의 밸런스가 편안해진다. 교정을 한다는 것은 인체 구조를 정상 위치로 맞춘다는 뜻인데, 혈액이 왕성하게 돌게 해서 혈류 상태가 좋아지면 조직의 영양 상태가 좋아지고 산소량이 풍부해짐으로써 신경 활동도 건강해질 것이다.

이명 환자들은 그동안 귀가 나빠져 난청이 있는 경우에는 이명이 잘 낫지 않는다는 주장을 들어왔을 것이다. 이명이 좋아질 수는 있지만 자꾸 재발이 되는 경우도 많았는데, 그것은 원인 분석이 명확히 되지 않아서 그 원인에 따른 치료를 제대로 받지 못해 벌어지는 일들이었다. 이내풍의 30년이 넘는 임상 사례들을 연구한 결과, 내이 유모세포, 청각뇌, 오장육부의 기능 부조화 문제를 함께 아우를 수 있는 치료여야 최고의 치료 효과를 올린다는 사실을 알아낼 수 있었다.

오장육부의 에너지를 올려라

이명 환자들은 화가 치밀어오른다든가 몸과 마음이 너무 지쳤다든가 잠을 못 잔다든가 하는 경우가 많은데, 한약, 침, 약침으로 12 장부의 에너지에 작용함으로써 보완할 수 있다. 이런 치료를 위한 진단으로는 우선 몸 상태를 면밀히 살펴보기 위한 맥진 검사를 한다. 한의사가 병을 진찰하기 위해 손목의 맥을 짚어보는 진맥을 한다는 건 대부분 알 것이다. 이내풍의 맥진 검사는 맥을 시각적으로 볼 수 있도록 개발된 맥진기를 통해 맥파를 보고 분석하는 것이다. 이내풍 한의사들을 포함해서 전국에서 3천 명 이상의 한의사들이 맥진기를 사용하고 있다.

한의원에서 이명 환자들의 맥진 검사를 하면 몸과 마음의 상태에 따라 다양한 맥파 모양을 관찰할 수 있다. 이명은 서양의학에서 말하는 외과적인 병변이나 조직의 염증 같은 문제가 아니라 감정과 육체의 에너지 밸런스 문제다. 감정 손상, 심적 장애로 인해 몸과 마음이 춥다든가, 진액이 부족해 바짝 말랐다든가 하는 상태를 맥파로 감지할 수 있다. 그런 상태를 개선하려면 바짝 마른 사람에게는 물을 주고 물기가 가득한 사람은 습을 걷어내야 한다. 감정의 격앙, 분노 등으로 화기가 심한 사람은 감정을 진정시키고, 우울하거나 마음이 불안정한 사람은 감정을 따뜻하게 되돌리는 데 도움을 주기 위해 한약 처방을 한다. 한의사들은 다양한 학파에 따라 사상체질 처방을 따르는 사람, 『동의보감』 처방을 쓰는 사람, 장중경의 『상한론』 처방을 쓰는 사람 등 조금씩 처방 내용은 다를 수 있으나 목적하는 바는 대동소이하다.

옛날부터 우리가 쓰던 말에는 건강 상태에 대한 표현이 고스란히 드러나 있는 경우가 많다. '쓸개 빠졌다', '가슴이 메말랐다', '심장이 녹아내렸다', '못 박혔다', '돌이 박혔다' 같은 것들이다. 이런 것들은 맥진 검사를 통해 모두 파악할 수가 있는데, 맥파를 읽어내는 능력이나 한약을 처방하는 능력에 따라 치료 효과에 다소 차이는 있을 수 있다.

맥파를 보면 이명 환자의 심리적인 상태까지 읽을 수 있는데, 그런 문제들이 있을 때는 그 사람의 이야기를 편하게 들어주고 인생 상담을 해줄 사람이 절대적으로 필요하다. 한의사가 전문 심리상담사 역할을 할 수는 없지만 환자의 감정 상태를 읽어 이야기를 유도함으로써 들어주고 공감해줄 수는 있기 때문에 환자에게 격려와 용기를 주고 종교를 갖도록 한다든가 방법을 제시하는 것으로 이명 치료에 도움을 줄 수 있다. 이명 치료가 어느 정도 되다가 더 이상 진전이 없을 때는 심리상담사를 만나도록 안내하는 것도 좋다고 생각한다.

제대로 쉴 수 있게 뇌파를 안정시켜라

초기 임상 사례에서는 유모세포를 활성화시키는 소리재활훈련을 하고 한약, 침 치료로 몸을 회복하는 치료를 했는데도 진전이 없는 경우가 있었다. 똑같은 상황에서도 뇌의 감수성에 따라서 이명의 고통이 달랐던 것이다. 처음엔 짐작은 하면서도 이걸 실제로 증명할 방법이 없었는데 뇌파를 연구하면서부터 확실한 원인을 알고 치료할 수 있게 되었다.

이명 환자 중에 치료하기 가장 어려운 사람은 증상이 20~30년 동안 오래 지속되어 정신적으로 피폐해진 사람, 신경질적으로 변해 있는 사람이다. 그들의 뇌파를 보면 파장이 다 깨져 있다. 뇌파가 안정돼 있지 않은 이명 환자들을 보면 뇌파 신호 마이크로볼트(μV)가 특정 헤르츠에서 반응한다는 걸 수없이 많은 이명 환자를 추적한 결과 알 수 있었다.

지금까지의 임상 사례들을 보면 청각뇌에 잡음을 일으키는 건 인간의 오욕칠정이었다. 욕망, 분노, 좌절, 우울 등 심적인 손상을 많이 받은 사람은 청각뇌의 기능에 문제를 일으킨다는 걸 지금은 확실히 알게 되었다. 내이 유모세포를 훈련시키고 12장부의 기능 밸런스를 맞추는 치료 외에도 뇌파훈련을 추가함으로써 이명의 치료 성공률을 훨씬 더 올릴 수 있었다.

청각뇌 기능 장애가 있는 이명 환자와 유모세포 기능에 문제가 있는 이명 환자는 뇌파 결과가 뚜렷하게 구분된다. 이명의 원인 중 어느 쪽 비중이 높은지에 따라 뇌파가 다르게 나타나는 것이다. 뇌의 감수성 문제로 이명이 나타났다면 불균형한 뇌파를 알파 상태로 안정시키는 뇌파훈련을 하면 좋아진다. 최근에는 뇌를 편안하게 하는 기법으로 두개골천골요법(추나요법의 일종)을 쓰는 의사도 있고, TMS(경두개자기자극술)를 이용하는 의사도 있다. 이런 치료들은 의사의 숙련도에 따라 치료 결과가 달라진다는 점을 고려해야 한다.

이명은 개인에 따라 증상이 천차만별이기 때문에 치료를 많이 해본 전문가일수록 "이건 고칠 수 있다", "이건 힘들다" 하는 구별을 잘 할 수 있다. 무조건 다 고칠 수 있다는 식으로 큰소리치는 사람은 오히려 이명을 잘 모르는 의사일 수 있다. 그래도 확실한 것은 귀에 작용하는 소리재활훈련과 전신에 작용하는 침, 약침, 한약, 추나요법과 뇌의 밸런스를 안정화시키는 뇌파훈련의 동시적 치료가 이뤄진다면 치료 기간이 짧아지고 효과도 높아진다는 점이다.

한약이 특히 효과가 좋은 이명이 있다

이명의 치료는 이비인후과적인 문제를 해결해야 하는 경우도 있지만, 대부분은 전신 질환으로 보고 몸과 마음을 치료하는 것이 중요하다. 그래서 귀의 문제를 해결하는 소리재활훈련을 기본으로 하되 유모세포를 힘들고 아프게 하는 원인으로 심신의 문제를 함께 살펴봐야 한다. 이명의 원인은 다양하지만 그중에서도 특히 허증 (虛症)인 경우에는 기본적으로 오장육부의 기능을 회복시키고 몸의 에너지를 채워줘야 한다. 그런 측면에서 한약 치료가 가장 우선적으로 고려돼야 한다.

앞에서 이명의 한의학적 원인으로 기허, 심화, 위허, 담화, 신허, 혈허, 어혈, 풍열, 중독 등을 살펴봤는데, 이것들은 크게 보면 인체와 장부의 기능이 약해져서 오는 허증과 스트레스, 분노, 격앙, 독소나 노폐물 축적 등으로 인한 실증(實症)으로 나눠볼 수 있다. 그 중에서 허(虛) 자가 들어가는 기허, 위허, 신허, 혈허와 골수나 뇌수 부족은 허증에 속하고, 나머지 심화, 담화, 어혈, 풍열, 중독성 이명 은 실증에 속한다. 허증은 일반적으로 생각하면 몸의 에너지, 12장 부의 기능이 떨어진 것이고, 실증은 진정과 안정, 이완이 필요하거 나 몸에 제거해야 할 독소나 노폐물이 축적되어 있는 경우이다.

실증의 경우도 병인에 따라 어혈을 풀어주거나 풍열을 치료하고 심화, 담화 등을 치료하는 데 있어서 한약 치료가 효과적으로 작용 한다. 그런데 12장부의 기능이 떨어진 허증의 경우에는 사실상 그 어떤 치료보다도 한약 치료가 가장 효과적이다. 물론 다른 치료도 12장부의 기능 회복을 도울 수 있지만 한약 처방을 통해 외부에서 필요한 에너지를 직접적으로 공급해주는 방식이 가장 효과가 빠르 다고 할 수 있다.

사업을 한다는 70대 남성 환자 사례가 있었다. 젊어서부터 간헐 적으로 이명이 있다가 최근 몇 개월 전부터 이명이 지속되었다고 한다. 자녀가 서양의학 의사인데도 한의학에 대한 신뢰도가 높아 서 한의원 치료를 원했다. 맥진상 심장과 신장이 모두 허하고 기가 울체된 신경성 양상을 보여서 귀비지황탕을 처방했다. 소리재활 훈련은 안 했는데도 한약과 침, 약침, 추나요법 후 1개월이 지나자 증상이 많이 개선되었다.

한약은 에너지를 채우고 심신을 다스린다

이명은 사람마다 각각 발병한 원인이 다르고 치료할 포인트가 다를 수 있기에, 정확한 원인을 찾아서 치료하는 것이 무엇보다 중요하다. 한약을 쓸 때는 기허가 있으면 기를 보충해주는 보중익기탕, 육군자탕을 쓰고, 혈허에는 기본으로 사물탕을 쓰며, 신허에는 육미지황탕을 쓴다. 육군자탕은 소화기에도 어느 정도 작용하기 때문에 기허와 위허가 함께 있을 때도 유효하다.

기를 보해주는 약재는 대표적으로 인삼이나 황기가 있고, 심장으로 들어가 혈을 보해주는 것으로는 당귀 같은 것이 있다. 약에 따라서 같은 약재가 들어가도 나머지 약의 배합에 따라서 성질이 바뀌는데, 여기서 이야기하는 약들은 대표적으로 쓰이는 약들을 말한다.

이명 환자들은 복합적인 원인을 안고 있는 경우가 많다. 4가지 원인이 겹쳐 증상이 나타나는 경우도 있는데, 기계적으로 하나의 원인에 하나의 처방만 있는 것은 아니다. 보중익기탕, 육군자탕, 사물탕, 육미지황탕, 인삼양영탕, 신기탕, 귀비탕, 보혈안신탕, 자음영신전, 자음건비탕 등의 처방은 허증에 쓰는 대표적인 처방들이다. 여기에 필요에 따라 적절하게 가감을 하거나 합방을 해서 쓰기도 한다. 또 실증에는 방풍통성산, 통명이기탕, 만형자산, 청훈화담탕, 화담청화탕 등의 처방을 한다. 실증은 정기(正氣)가 아닌 사기(邪氣)가 실해져서 오는 것으로, 인체 내부에 없어야 할 뭔가가 병을 만드는 상황이다.

임상에서는 각각의 원인들이 복합적으로 나타나는 경우가 훨씬 흔하다. 예를 들어 남자들의 경우에는 허증일지라도 신허와 기허를 같이 가지고 있는 경우가 있고, 심지어는 위허와 담화, 심화와 위허가 같이 있는 등 허와 실이 섞여 있는 경우도 많다. 사실 이명에 쓰이는 다양한 처방들은 그러한 복합적인 병인들이 고려되어 만들어진 처방들이 많아서 실제로 자주 쓰이는 처방만 꼽는다 해도 수십 가지가 넘는다.

한약 처방을 하는 데 있어서는 환자가 남자인지 여자인지, 노인인지 소아인지 장년인지가 중요한 고려 사항이 된다. 남녀노소에 따라 쓰이는 약이 다르기 때문인데, 체질과 형상(뚱뚱한지 말랐는지, 얼굴이 둥근지 역삼각형인지 각졌는지 계란형인지 등)에 따라서도 어떤 처방을 쓸 것인지 고려해서 쓸 수 있다.

따라서 이내풍에서는 이명의 원인을 파악하고 효과적으로 한약을 처방하기 위해 환자의 병력을 들어보고, 더불어 얼굴과 체형의 형상을 살펴보고 맥진 검사, 체열 검사, 뇌파 진단, 자율신경계 검사와 같은 다양한 검사를 하고 있다.

누구에게나 좋은 약은 없다

한약 처방은 정확한 진단이 무엇보다 중요하다. 진단이 제대로 이뤄지지 않은 상태에서 누구에게나 좋은 약은 없다. 예를 들어 인삼은 누구나 좋을 거라고 생각해서 무심코 먹을 수 있는데, 인삼이나 황기는 기본적으로 기허가 주요 증상인 사람들에게 사용되는 약재다. 또 간화나 심화가 심한 경우는 보통 열을 유발한다고 하여 잘 쓰지 않지만, 처방을 어떻게 구성하느냐에 따라 필요하면 쓸 수도 있다. 나머지 약재를 어떻게 구성하느냐에 따라 달라질 수 있기 때문에 한의사가 그 사람에게 필요한지 아닌지 진단해보고 판단하는 것이 가장 정확하다.

정리하자면 인삼, 황기 등의 약재는 기허에 대표적으로 쓰지만 간화나 심화가 많이 항진돼 있으면 안 맞을 수도 있다. 따라서 인삼은 기를 보해야 한다면 쓰는 게 좋지만 보완해서 써야 한다. 특정 약재의 유효성분만으로 한약을 보는 것은 단편적인 시각이 될 수 있다. 한두 가지 약재가 들어가고 빠지고 여부에 따라 약 성분은 반대로 작용할 수도 있다. 전체적인 약의 구성을 보고 판단해야 한다.

맥진을 하면 폐, 대장, 비장, 위장, 심포, 삼초 등 기와 관련된 여섯 장부들과 심장, 간장, 신장, 소장, 담낭, 방광 등 혈과 관련된 여섯 장부들의 맥파를 볼 수 있다. 맥진, 체열 검사 등 여러 가지를 고려해 개인맞춤으로 한약을 처방해야 한다. 일반적으로 기허에 쓰는 한약은 남자들은 사군자탕, 여자들은 사물탕이 기초가 된 처방을 응용한다. 물론 절대적이지는 않다. 기가 떨어진 사람은 보중익기탕, 노인들은 육군자탕이 기본이 되기도 한다.

예를 들어 사군자탕은 인삼, 백출, 백복령, 감초 등으로 이뤄져 있는데 대표적으로 위를 튼튼하게 해주는 처방이다. 얼굴이 창백하고 기운이 없고 자꾸 눕고 싶은 것은 기가 허해서 그런 경우가 많은데 사군자탕이 기초적으로 도움을 줄 수 있다. 사물탕은 숙지황, 당귀, 작약, 천궁으로 이뤄져 있는데, 혈에 중요한 영향을 준다. 예부터 남자는 기를 중요하게 여기고 여자는 혈을 중요하게 여겼다. 빈혈, 생리불순, 갱년기장애 등의 증상을 겪는 여성들에게 많이 쓰는 약이 사물탕이다.

인삼양영탕은 여성들에게 많이 쓰이는데, 특히 갱년기에 간허 증상이 있을 때 쓰인다. 인삼이 들어가 있어서 기허에 작용하지만 여성은 혈허를 중심으로 본다. 신기탕은 남자들에게 많이 쓰는데 간과 신장이 같이 허한 경우, 귀비탕은 심장이나 비장이 같이 허한 경우에 쓴다. 자음영신전은 신허와 심허가 있는 경우에 쓰고, 자음건비탕도 복합적으로 쓴다. 기허, 위허, 혈허, 담음에 복합적으로 작용한다.

이밖에 방풍통성산 계열은 풍열 이명에 쓰이고, 여성들에게 많이 쓰는 거담청심탕, 청훈화담탕, 화담청화탕 등은 담화에 많이 쓰는 약이다. 이런 것들은 사실 이명에만 쓰는 처방은 아니다. 병의 근원을 찾아 치료하는 것이기 때문에 다른 질병의 환자들에게도 쓸 수 있는 처방들이다.

심장과 신장이 조화로우면 귀가 편안하다

한의학 문헌들에 보면 귀와 관련되어 다양한 장부들이 언급되어 있다.

"신(腎)은 귀를 주관한다."(『황제내경』)

"신기(腎氣)는 귀와 통하므로 신이 조화되어야 귀가 오음을 들을 수 있다."(『난경』)

"귀는 종맥(宗脈)이 모인 곳으로 심(心)의 구멍이 귀에 있다."(『금궤진언론』)

"귀는 종맥이 모인 곳이기 때문에 위(胃) 속이 비면 종맥이 허해지고 종맥이 허해지면 그 기운이 아래로 내려 처져서 종맥이 약해지게 되므로 귀에서 소리가 난다."(『황제내경』 '영추' 편)

"상초(上焦)에 기가 부족하면 귀에서 소리가 몹시 난다."

"수해(髓海)가 부족하면 머리가 어지럽고 귀에서 소리가 난다."
(『황제내경』 '영추' 편)

"신수(腎水)가 통하는 구멍은 귀인데 귀가 소리를 들을 수 있는 것은 신수가 폐금(肺金)에서 생겨나기 때문이다."(『의학입문』)

"담경맥과 삼초경맥은 다 귀로 들어가기 때문에 기가 치밀어 오르면 귓속에서 소리가 난다."(『동의보감』)

이와 같이 귀는 여러 장부들과 연결되는데, 그중에서도 기본적으로 신장과 심장을 살펴봐야 한다. 인체에서 신장과 심장은 수화기제(水火既濟)를 담당하는 대표적인 장부로 보는데, 수화기제는 심화(心火)와 신수(腎水)가 상호 협조하여 생리적 조화를 유지하는 관계를 말한다. 신장의 물(水) 기운이 위로 올라가고 심장의 불(火) 기운이 아래로 내려와서 지속적으로 수승화강(水升火降)이 이루어져야 몸의 순환이 제대로 되면서 건강해진다.

두한족열(頭寒足熱)은 많은 사람들이 들어본 말일 것이다. "머리는 차갑게 발은 따뜻하게 해야 한다"는 이 말은 수승화강의 원리를 가장 잘 설명한 말이다. 수(水)에 속한 신장의 기운과 화(火)에 속한 심장의 기운이 서로 상호 순환을 통해 생리적인 균형을 유지하지 못하면 머리가 뜨겁고 발은 차가워지는 상열하한(上熱下寒) 상태에 놓인다. 그래서 청상통중온하(淸上通中溫下), 즉 '상초는 선선하게, 중초는 통하게, 하초는 따뜻하게'라는 개념이 치료의 기본으로 강조되기도 한다.

정상적인 상태에서는 심장과 신장이 상하로 순환이 잘 돼야 한다. 수화기제는 심신상교(心腎相交)라고도 하는데, 심장과 신장의 두 장기가 서로 돕고 제약하면서 생리적 기능을 잘 유지하는 상태를 말한다. 심장은 양(陽)에 속하고 상체에 있으며 화(火)에 속한 장기이고, 신장은 음(陰)에 속하고 하체에 있으며 수(水)에 속한 장기다. 심화(心火)는 신양(腎陽)을 도와주면서 신수(腎水)가 지나치게 성하는 것을 제약하며, 신양(腎陽)은 위로 올라가서 심화(心火)를 보충하고 신수는 심화가 지나치게 성하는 것을 제약하여 심음(心陰)을 도와주기 때문에 생리적 균형이 유지되는 것이다.

심신상교에 장애가 생기면 심신불교(心腎不交) 증상이 나타난다. 심신불교는 심화가 하강하지 못하고 신수가 위로 상승할 수 없게 되어 순환하지 않는다는 뜻이다. 육체적으로 고갈되거나 정서가 불안정해서 심화와 신수가 서로 통하지 못하면 병이 생긴다. 가슴이 답답하고 두근거리며 건망증, 불면증, 허로(虛勞), 유정(遺精, 무의식중에 정액이 나옴) 등이 나타난다. 심신불교는 현대의학 관점에서 말하면 자율신경계 문제나 HPA(시상하부-뇌하수체-부신)축 조절 장애와도 연관지어 생각할 수 있다.

중초가 소통을 잘 해야 치료가 잘 된다

50대의 한 여성 환자가 수년 전에 이명이 발생했는데, 교사에서 정년퇴임한 후 증상이 더 심해졌다고 한다. 기력 저하와 함께 두통, 우울감이 발생했는데, 소화기 장애가 함께 있었다. 맥진과 체열 검사를 했을 때 기허 증상이 뚜렷하여 기력을 보강해주는 보중익기탕을 처방했는데, 다행히 초기에 이명이 빠르게 개선되고 다른 불편한 증상도 많이 경감되었다.

이처럼 소화기(비위)의 기능이 좋지 않아도 수승화강이 제대로 이루어지지 않기에 이명의 상태를 악화시키는 경우가 많다. 상초(上焦)의 심장과 하초(下焦)의 신장이 상교하지 못하는 심신불교 상태를 해소하려면 위장, 비장이 위치한 중초(中焦)의 기능이 원활하게 소통의 역할을 잘 해줘야 한다.

한의학에서는 인체를 세 부위로 나누어 상초, 중초, 하초로 구분한다. 상초는 인체의 상부를 말하며, 목구멍에서 횡격막 또는 위 분문부(가슴 부위)까지를 이른다. 심장, 폐, 심포의 기능과 밀접한 연관이 있다.

중초는 횡격막에서 배꼽 부위까지로 윗배에 해당한다. 비위(脾胃)의 기능과 밀접하게 연관되어 있는데, 비위가 음식물을 소화시키고 영양소를 흡수하여 온몸이 기능하도록 돕기 때문에 중초의 기능에 장애가 생기면 소화장애, 영양장애에 해당하는 증상들이 나타난다.

하초는 인체의 하부를 말하며, 배꼽에서 생식 기관, 항문까지의 부위에 해당한다. 하초는 간장, 신장, 소장, 대장, 방광의 기능과 밀접한 연관이 있어 대사 과정에서 생긴 노폐물을 대소변을 통해서 내보내는 기능을 한다. 따라서 하초의 기능에 장애가 생기면 주로 설사 등의 배뇨장애 증상들이 나타난다. 요즘에는 삼초의 개념을 해부학적 관점에서 현대적으로 새롭게 정립하려는 시도가 있다. 예를 들면 상초와 중초는 림프계, 하초는 비뇨기계로 연관짓는 것이다.

중초의 소통은 사실 이명 치료에만 중요한 것은 아니다. 어떤 치료에 있어서든 기본적으로 중요하다고 보는 것이 맞다. 한의학에서는 원래 병을 치료하기 전에 소화기부터 살피고 치료하라는 말이 있다. 소화 기능이 좋지 못하면 영양 물질과 에너지를 제대로 만들어내지 못하고, 필요한 약도 온전히 흡수할 수 없기 때문이다. 결국 수승화강이 원활히 이루어지기 위해서는 상초와 하초를 이어주는 중초의 소통이 가장 중요하다.

귀는 육체적, 정신적으로 모두 작용한다

『의감중마강좌』에 "귀는 오행으로는 신(腎)에 속하지만 그 기상(氣

像)은 심(心)을 많이 닮았다"는 이야기가 있다. 이명 치료에 있어서도 심장과 신장의 기상을 살펴서 치료하는 것이 중요하다. 한의학적으로 신장은 정(精)을 주관하고 심장은 신(神)을 주관하는데, 현대적인 용어로 보면 육체적인 요인과 정신적인 요인으로 나눠볼 수 있을 듯하다.

인간은 정기신(精氣神)으로 이루어져 있다고 이야기한다. 컴퓨터로 말하면 본체라는 하드웨어에 이것을 구동시키는 소프트웨어가 깔려 있는데, 이것을 작동하려면 전기가 들어와야 한다. 이처럼 정(精)은 물질로서의 육체, 신(神)은 '이렇게 해야겠다'라는 신념이나 생각을 말하며, 기(氣)는 정과 신을 이어주는 것으로 작동시키는 에너지라고 생각하면 된다.

보통 남자는 기를 쓰고 여자를 혈을 쓴다고 한다. 달리 말하면 남자는 육체의 에너지를 많이 쓰고 여자는 감정적인 에너지를 많이 소모한다고도 볼 수 있다. 이명의 원인은 복합적이지만 그래도 단순화시켜서 크게 몸의 허로와 스트레스로 나눠볼 수 있다. 임상 통계상 남자는 육체적 피로로 인한 것, 여자는 정신적 스트레스로 인한 것이 좀 더 많이 보인다. 남자들은 기본적으로 과로의 원인을 많이 갖고 있어서 약을 그쪽으로 쓰는 경우가 많고, 여자들은 기본적으로 스트레스를 봐줘야 한다.

돌발성 난청이 있는 남성 사례가 있었다. 돌발성 난청은 몸의 기능이 극도로 떨어졌을 때 생기는데, 그 상태에서 이명이 발생했고 왼쪽 귀로는 전화 통화가 어렵다고 했다. 그는 회식을 많이 해서 주독이 많이 쌓여 있는 상태였다. 공진단을 처방하고, 주독을 푸는 갈화해성탕(葛花解醒湯)을 처방해서 초기에 빠른 회복을 보였다.

이명 환자 중에 남자는 허증, 여자는 실증이 많다는 이야기를 하는데, 남녀 차이는 절대적인 것은 아니다. 여성은 스트레스로 인한 요인이 많다고 해도 그게 꼭 심화, 담화 같은 실증으로만 나타나는 것은 아니다. 만성적인 이명의 경우 심허, 혈허, 뇌수나 골수 부족, 위허(신경성 소화장애) 같은 허증 양상으로 나타날 수도 있다.

결국 이명은 사람마다 각각 발병한 원인이 다르고 치료할 포인트가 다르기 때문에 정확한 원인을 찾아서 치료하는 일이 무엇보다 중요하다. 맥진, 체열, 뇌파, 자율신경 등 다양하게 몸 상태를 진단하고 환자의 병력을 들으면서 얼굴과 체형의 형상을 살펴보는 형상의학까지 동원할 수 있다. 형상의학은 한마디로 생긴 대로 병이 오고 생긴 대로 치료한다는 개념이다. 생긴 모습이 다르면 장부도 조금씩 다르고 병이 오는 양상도 달라서 증상이 같아도 개별맞춤으로 치료해야 한다는 의견이다. 남녀노소, 얼굴 형태에 따라 처방을 다르게 하기도 한다.

형상의학에서 남자는 기를 써서 허해지기 쉽고 여자는 기가 울체되기 쉽다고 말한다. 이명 환자의 경우 남자는 기가 허하고 신장 기능이 나빠진 경우가 많고, 여자는 담화로 인해 발생한 경우가 많다는 점을 지적한다. 한약 처방을 하는 데 있어서는 남자인지 여자인지, 나이가 많은지 적은지도 중요한 고려 사항인데, 남녀노소에 따라 쓰이는 약이 다르고 체질에 따라서도 어떠한 처방을 쓸 것인지 고려 대상이 된다. 물론 맥이나 형상을 보면 여자같은 남자, 남자같은 여자도 있어서 그에 따라서도 처방이 달라질 수 있다.

침은 12장부의 기능과 에너지 순환을 돕는다

침 치료 또한 이명을 치료하는 데 있어서 중요한 한의학적 도구이다. 침법은 종류가 워낙 다양해서 한의사들마다 선호하는 침법이 여러 가지가 있다. 정경침, 오행침, 동씨침, 사암침, 체질침, 도침, MPS, 평형침, 평조침, 화타침 등 아주 다양한 침법이 있다. 하지만 쓰이는 도구가 다를 뿐이지 결국 침 치료를 통해 추구하는 목표는 비슷하다.

한의원에서 이명 환자에게 시행하는 침 치료는 크게 두 가지로 분류된다. 첫째 근육, 인대 등의 연부조직 문제를 해결하기 위한 침법, 둘째 인체의 경락에 있는 혈자리가 가지는 고유한 치료 효과를 통해서 병을 치료하거나, 12경락 중 팔꿈치와 무릎 아래 관절에 있는 혈자리를 자극하여 경락을 조절해 치료하는 침법이다. 방법론적으로 하나는 경락적인 접근이고 또 하나는 경근(근육)적인 접근법이다.

우선 이명에 쓰이는 침은 귀 주위 경맥을 소통시켜 기혈의 순환을 돕고 에너지 흐름을 원활하게 하는 목적이 있다. 한의학에서는 병의 진행을 6단계로 보는데(육경변증六經辨證), 이명은 육경으로 보면 소양경증에 해당한다. 귀를 지나는 가장 중요한 경락은 담·간·심장과 관련있는 족소양담경(足少陽膽經)과 심포·삼초와 관련있는 수소양삼초경(手少陽三焦經)이다. 그러나 인접한 경맥과 낙맥, 그리고 내부로 흐르는 경락의 흐름까지 감안하면 족태양방광경, 수태양소장경, 족양명위경, 수양명대장경, 족소음신경, 수궐음심포경 등이 모두 귀와 관련된 경락들이라 할 수 있다.

귀와 연관된 경락은 이처럼 다양하기 때문에 이명에 영향을 주는 원인도 그만큼 다양하다. 이명의 원인을 제대로 파악하고 치료하는 것이 쉽지 않은 이유가 여기에도 있다. 따라서 맥진 검사와 체열 검사 등 환자에게 문제가 될 만한 것들을 정확히 찾아내 진단하는 일은 무엇보다 중요하다.

경락을 자극하면 기혈이 통한다

경락(經絡)은 경맥(經脈)과 낙맥(絡脈)을 통칭하는 말이다. 경맥이 큰 맥이라면 낙맥은 마치 모세혈관처럼 큰 맥에서 갈라져나와 온몸으로 이어지는 가느다란 맥이다. 경맥은 몸 안에서 기혈이 순환하는 통로를 의미하는데, 이 경맥들은 자체 순행 부위가 있고 일정한 장부 기관들과 연계되어 있어, 해당 장부 기관들은 정상적인 기능을 유지하면서 온몸이 하나의 통일체로 연결된다. 오장육부에 심포를 더해 12장부라고 말하는데, 여기에 대응해 분포해 있는 경락을 12경맥이라고 말한다.

경락은 병적 인자의 통로가 되기도 하는데, 경락에 문제가 생기면 병이 생기기 때문에, 경락에 있는 침혈을 자극하면 병이 낫는다고 보는 것이다. 경맥 가운데서도 귀 부위를 직접 돌아가는 경맥은 족소양담경과 수소양삼초경인데, 이들은 귀 뒤에서 귀 안으로 들어갔다가 귀 앞으로 나온다. 이외에 족양명위경은 귀 앞으로 올라가며, 수태양소장경은 귀 안으로 들어간다. 족태양방광경은 정수리에서 귀의 윗모서리로 간다. 이외의 경맥들도 귀와 연계되어 있어 병인에 따라 선택하는 경락이 달라질 것이다.

경락학적으로 살펴보면 이명과 관련해서 수소양삼초경과 족소양담경은 특히 중요하다. 족소양담경은 목보다 위쪽에 있는 경혈이 20개나 되는데 이것은 담경 경혈의 절반에 가까운 숫자이고,

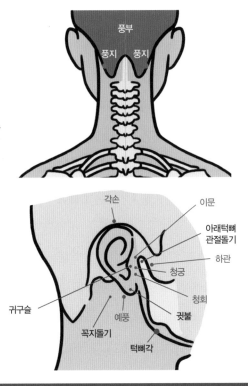

[그림 4-2] 후두하의 풍지 · 풍부 혈과 귀구슬 앞의 청궁 · 청회 혈

수소양삼초경은 목보다 위쪽에 있는 경혈이 모든 경혈 중 3분의 1을 차지하고 있다. 그만큼 귀 질환과 아주 밀접한 관계가 있다.

기본적으로 귀는 12경맥 중 소양경이 가장 많이 지나가는데, 그 외에도 낙맥까지 감안하면 훨씬 더 많은 경락이 지나간다. 병인적인 차원에서 고려해봐도 심장, 위, 신장이 모두 관련이 있고 또한 장부간의 연관성에 의해 사실상 거의 대부분의 경락들이 치료 목

표가 될 수 있다. 그래도 중요도를 꼽으라면 신방광경, 위대장경, 담경, 삼초경, 소장경 등이 중요할 것이다.

경락을 조절하는 혈자리들을 오수혈(五兪穴)이라고 하는데, 주로 무릎 아래, 팔꿈치 아래에 위치한다. 중저(中渚), 족삼리(足三里), 조해(照海) 등은 경락을 조절하는 혈자리이며, 이명에 좋은 혈자리로 알려진 풍지(風池), 풍부(風府), 청궁(聽宮), 청회(聽會) 등의 귀와 목 주변 혈자리는 귀 주위의 기혈 순환을 원활하게 해주기 위한 곳에 해당한다.

침으로 귀와 목 주변 근육의 긴장과 압박을 해소하고 신경과 혈액순환을 원활하게 하면 달팽이관 내 유모세포로 혈액과 영양 공급이 원활해져, 유모세포를 건강하게 해줄 수 있다. 또한 침으로 귀 주변으로 흐르는 경락의 흐름을 조절하여 혈관, 림프 순환을 원활하게 유도하면 유모세포를 건강하게 해줄 뿐 아니라 자율신경계의 불균형을 조절하는 효과도 있다.

추체로(Pyramidal tract)라는 것이 있는데, 하행성 신경길로 근육을 지배하고 있는 운동뉴런을 말한다. 소양경은 추체로와 연관이 많이 되어 있어 침 치료가 이와 관련된 질환들, 특히 이명, 두통, 턱관절증, 편타손상증후군(경추부 손상) 등에 효과가 있다. 대표적인 두 소양경인 수소양삼초경과 족소양담경의 침 치료는 근긴장으로 발생한 신경장애와 혈류장애를 치료할 수 있다.

침은 오장육부의 기능 부조화를 다스린다

이명에 쓰이는 침은 또 한 가지 목적이 있는데, 12장부와 인체의 불균형을 해소하여 이명의 병인을 치료하는 것이다. 기허, 심화, 위허, 담화, 신허, 어혈, 풍열, 혈허 등 이명에는 다양한 병인들이 있다. 침 치료는 이러한 병인을 해결하고 12장부의 균형을 잡아주는 데 도움이 된다. 침으로 체질적인 불균형을 잡아줌으로써 이명 치료에 도움이 될 수 있다.

한의학에서는 '통즉불통 불통즉통(通則不痛 不通則痛)'이라는 말이 있다. 기혈이 통하면 통증이 안 생기고 기혈이 통하지 않으면 통증이 생긴다는 말인데, 기본적으로 인체 내의 순환이 원활하게 이루어지지 않으면 곧 몸의 불균형을 초래하고 병을 만들어낸다. 체질침이나 오행침의 경우는 타고난 장부의 강약을 침으로 조절해주는 것이 가능하고, 병인에 따라 침으로 어혈이나 담음을 치료하거나, 아니면 12장부 각각의 허실(虛實), 한열(寒熱)을 조절하는 것도 가능하다.

따라서 경락에 있는 혈자리에 침을 놓는 것으로 문제가 있는 부위의 기운을 소통시켜 줄 수 있고, 경근적인 접근으로 아픈 부위에 직접적인 침 치료를 해도 기운의 소통이 가능하다. 경락은 서로 이어져 순행하고 있고 각각의 장부들은 서로 연계되어 역할을 하기 때문에, 침 치료를 통해서 기운이 통하지 않는 걸 통하게 함으로써 장부의 기능을 조절해주거나 병인을 해소해주는 것이 가능하다. 예를 들어 사마상중하 등의 혈자리들은 신허와 기허가 겹친 이명의 경우 주로 쓰인다. 침 치료는 진통 작용, 자율신경계 조절 작용, 항염증과 면역조절 기능(백혈구와 항체의 활동성을 높여줌), 내분비 조절 등 다양한 효과를 통해 인체의 불균형을 해소한다.

또한 현대 사회는 스트레스로 인한 자율신경계의 불균형으로 생기는 다양한 질환들이 많다. 우울증, 공황장애, 불면증과 같은 질환들은 이명의 악화 요인으로 작용하기 때문에 이명을 치료하는 데 있어서 가장 우선적으로 해결해야 하는 것들이다. 침 치료를 통해 자율신경계의 균형을 잡아주면서 그런 질환들을 함께 치료해나 갈 수 있다.

이내풍에서는 이러한 다양한 침 치료 가운데에서 이명을 치료하는 데 좀 더 효과적인 침법을 찾고 치료의 통일성과 효율성을 올리는 데 노력하고 있다.

뭉친 근육을 풀면
이명이 사라진다

경락에 놓는 침은 12장부의 기능을 조절함으로써 병인을 제거할 목적으로 쓰지만, 해부학적인 접근으로 경근(근육)을 자극하는 침법도 있다. 침법에 따라 근육에 직접 자침하여 작용하는 경우도 있고, 그 근육을 지나거나 유기적으로 연결된 경락의 혈자리에 자침함으로써 해당 근육을 풀어줄 수도 있다.

경근적인 접근으로서 침 치료는 귀 주위 근육의 경결을 해소하고 구조적인 불균형을 잡아주는 데 목적이 있다. 이명 환자의 약 60% 이상은 목과 어깨에 경직이 있다는 보고가 있을 정도로, 목과 어깨, 턱관절의 근육과 인대의 긴장, 두개골과 경추의 불균형이 이명을 발생시키는 경우도 많다. 이런 경우를 따로 '체성감각 이명'

이라고 부르기도 한다. 따라서 화타침, 도침 등으로 경직을 일으키는 근육의 경결을 풀고 턱관절과 경추의 불균형을 해소해줌으로써 귀 주위의 순환을 개선시키는 데 있어서 침 치료는 중요한 역할을 한다.

침에는 여러 가지 종류가 있는데, 대부분의 사람들이 알고 있는 것은 가느다란 호침이다. 도침(刀鍼)은 좀 더 굵고 끝부분이 네모난 칼날처럼 되어 있는데, 외과의 메스 같은 역할이라 생각해도 무방하다. 주로 해부학적으로 환부에 접근해서 연부조직 간의 유착된 부분을 박리시키거나 섬유화된 부분을 직접 풀어주는 목적으로 시술한다.

근육의 경결이란 염증이나 출혈 또는 긴장으로 근육이 뭉치거나, 손상 등으로 섬유화가 된 것 등을 말하며 결절(혹)과는 다르다. 이렇게 경결이 생기면 근육의 원활한 이완과 수축에 문제가 생기면서 운동의 제한이나 통증을 유발한다. 또한 해당 조직의 압력을 높이기 때문에 기혈 순환을 방해하고 신경의 압박을 유발해 주변 기관과 장부의 기능을 떨어뜨리기도 한다. 따라서 귀 주위 근육들과 귀로 들어가는 신경이 나오는 경추 주변의 문제는 이명 치료에 있어서 상당히 중요하다. 이 부위의 침 치료는 추나요법과 병행하면 더 효과를 볼 수 있다.

어지럼증, 긴장, 두통을 침으로 없앤다

이명 환자에게 주로 문제가 되는 근육은 흉쇄유돌근, 승모근, 교근, 측두근, 익상근 등이다.

흉쇄유돌근이 뭉치면 두통과 어지럼증의 원인이 되기도 하며 다른 근육들에 영향을 미쳐 운동 제한을 유발하기도 한다. 또한 안와 (눈구멍)와 귓속에 방사통을 유발하기도 하는데, 눈물, 결막 충혈, 비염, 안검하수, 청력 감퇴 등의 다양한 자율신경계 증상을 일으키기도 한다. 침 치료를 할 때는 목울대 양 옆의 맥박이 뛰는 곳에 위치한 인영(人迎) 혈을 자극한다.

승모근의 문제는 목과 어깨의 긴장과 통증을 유발할 뿐 아니라 긴장성 두통의 원인이 되기도 하는데, 귀의 후면까지 방사통을 유발하기도 한다. 현기증을 유발하는 경우도 있으며, 견갑골과 어깨 움직임에 제한을 주기도 한다.

턱의 측면에 있는 교근은 턱을 닫게 하는 근육으로 여기에 문제가 생기면 턱관절 기능 이상이 생기기도 하고, 치아와 귓속으로 방사통을 유발하기도 한다. 입을 다물었을 때 턱뼈각 근처 가장 볼록한 부분에 협거(頰車) 혈이 위치해 있는데, 이명이 생겨 침 치료를 할 때 이곳을 자극하면 효과가 있다.

측두근은 주로 관자놀이와 측두부의 두통을 유발하며 상부의 치아나 눈썹 부위로 방사통을 유발하기도 한다. 각손(角孫) 혈을 자

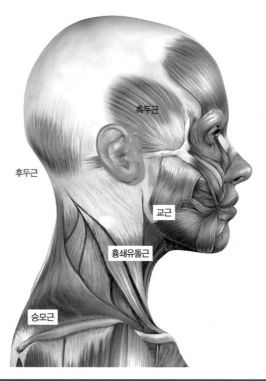

측두근

후두근

교근

흉쇄유돌근

승모근

[그림 4-3] 귀와 목 주변 근육들

극하면 효과가 있다. 귓바퀴를 앞으로 접었을 때 위 끝이 옆머리에 닿는 곳이 각손 혈이다.

익상근(익돌근)의 문제는 귀 앞쪽에 있는 악관절의 통증을 유발하여 음식을 씹을 때 불편감을 유발하고 상악동(코 양옆으로 뼈가 비어 있는 공간)의 방사통을 유발하기도 한다. 침 치료를 할 때는 하관(下關) 혈을 자극하는데, 하관 혈에 손가락을 대고 입을 벌리면 뼈

246

가 만져지고 입을 다물면 움푹 들어간다.

후두하근에 문제가 생기면 두통의 원인이 된다. 후두부와 눈 부위의 방사통을 유발하며 이명의 원인이 되기도 한다. 뒷머리 가장자리 오목한 부위인 풍지 혈과 후두융기 바로 아래 오목한 부위인 풍부 혈을 자극해주면 좋다([그림 4-2] 참조).

급할 때 누르면 응급처방이 되는 혈자리

이명은 예고도 없이 갑자기 찾아오는 증상이며 자다가도 소리가 들려서 잠을 못 자는 사람도 있다. 또 비즈니스 회의나 미팅 자리에서 갑자기 이명이 들릴까 봐 사회생활을 하는 데 어려움을 느끼는 사람도 많다. 중요한 대화 중에 갑자기 이명 소리가 들린다거나 상대방의 말을 못 알아듣는다면 무척 당황스러울 것이다. 그럴 때 손에 있는 혈자리를 알아두면 응급 상황에 지압을 함으로써 다소나마 도움을 받을 수 있을 것이다.

수소양삼초경의 여러 경혈 중 이명과 관련이 많은 혈자리는 중저(中渚) 혈이다. 넷째 손가락과 다섯째 손가락의 손허리뼈 사이 움푹 들어간 곳이 중저 혈이다. 반대쪽 엄지로 손가락 관절의 바깥쪽을 따라와 손등 쪽에서 누르면 되는데, 너무 아프면 오일을 조금 바르고 한 번에 50~100까지 세면서 문지른다. 귀 먹먹함, 이명 같

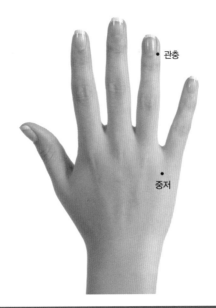

[그림 4-4] 중저 혈과 관충 혈

은 증상이 완화되는 효과를 볼 수 있다.

손가락 끝에 위치한 혈자리들은 열을 내려주고 급박하게 나타난 증상을 완화시켜 주는 데 효과가 좋다. 관충(關衝) 혈은 그중 하나다. 약지의 말단 부위에서 시작해 손등, 손목관절 바깥쪽, 팔의 바깥쪽, 팔꿈치의 튀어나온 부위, 어깨 부위, 목의 바깥쪽을 거쳐 귀 뒤로 올라가서 귀를 한 바퀴 돌고 눈썹 바깥 부위까지 가는 수소양 삼초경의 시작점에 해당한다. 넷째 손가락의 손톱이 시작되는 부분에서 바깥쪽에 위치한 혈자리다.

침과 한약의 효과를 극대화하는 약침

침의 대표적 효능으로 알려진 것은 통증을 조절하는 것이다. 그러나 이명에 침 치료를 하는 것은 기혈 순환과 인체 균형을 위해서다. 주로 귀 주변의 혈관, 림프, 신경의 흐름이 원활해지도록 어깨, 두경부의 근육 위주로 자침하는 것, 그리고 경락을 조절하는 혈자리들, 즉 오수혈이나 특효혈 등을 자극하는 것이 치료의 방향이다.

이명 치료에서 침의 효능을 높이기 위해서는 증류한 한약을 혈자리에 주입하는 약침을 쓸 수 있다. 약침은 침의 치료 효과와 한약의 치료 효과를 겸하는 치료법이다. 다량의 화학약물을 주입하는 주사와 달리, 경혈을 자극하는 침의 효과를 내면서도 극소량의 정제된 한약이 혈자리에 주입되니까 이중효과를 내는 것이다. 한약을 주입하는 약침은 먹는 한약에 비하면 지속적인 효과는 떨어지지만, 위장장애를 피하면서 즉시적인 효과를 낸다는 장점이 있다. 그리고 혈자리에 한약을 주입하는 것이기 때문에 여러 장부가 동시에 문제가 생긴 복합적인 증상에 사용하기 좋다.

이내풍의 청음약침은 도인, 복령, 택사, 만형자, 황기 등의 성분으로 자입하는 약침으로, 청신경이 많이 지나가는 예풍(翳風), 풍지, 풍부 혈을 자극한다. 만형자, 도인 등의 약재는 염증을 가라앉히는 효과가 뛰어나며, 도인, 복령, 택사 등의 약재는 모세혈관 투과성을 높이고, 림프액의 순환을 조절하는 데 효과가 좋다.

자율신경계를 조절하는 약침 치료

약침은 신진대사를 촉진하고 장부와 경락의 기혈을 소통시켜 면역계와 신경계의 불균형을 조절한다. 특히 이명 환자의 경우 경항부(어깨, 목) 근육의 긴장이나 경추의 틀어짐을 동반한 경우가 많다. 이런 환자들은 대부분 오랜 스트레스로 인해 교감신경이 항진돼 있다던가 하는 자율신경계의 불균형이 있으며, 부신피로 상태가 상당히 진행되어 있다. 복식 호흡보다는 흉식 호흡을 과다하게 해서 사각근과 흉쇄유돌근의 과긴장이 있거나, 목 주변 근육의 과긴장 상태인 경우가 많다.

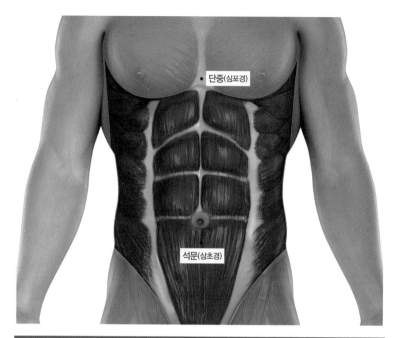

단중(심포경)

석문(삼초경)

[그림 4-5] 단중 혈과 석문 혈

자율신경 불균형인 사람은 배꼽 아래의 혈류 순환은 정체되고 울혈되어 있으며, 흉협부(가슴, 옆구리)에서 목까지 과긴장된 경우가 대부분이다. 이 상태는 한의학에서 '상열하한'이라고 부르는 증상이다. 배꼽 아래 단전 주변의 석문(石門) 혈에는 복부 혈류순환을 촉진하는 부자, 녹용 등의 성분으로 약침을 주입하고, 가슴 사이의 단중(膻中) 혈에는 연자육, 치자 등의 혈관을 이완시키는 성분의 약침을 주입하면, 즉각적으로 호흡이 편해지면서 어깨 주변,

목 주변 근육의 긴장도 이완된다. 상열하한의 병적인 상태에서 상부의 호흡 근육 긴장이 이완되고, 하부 복강의 혈류 순환이 촉진되면서 균형을 찾아가기 때문이다.

귀 주변에는 교감신경절이 있어서 침 자극으로 교감신경을 조절하는 기능을 할 수 있다. 침 치료는 기본적으로 항염증, 자율신경, 내분비에 작용할 수 있다.

일반적으로 오수혈 중에 정혈(井穴) 같은 팔다리 끝에 분포하는 경혈들을 자침하게 되면 교감신경을 안정시키는 작용이 뛰어난 것으로 알려져 있다. 그 외에 두개안면부(머리뼈, 얼굴뼈)에 분포하는 교감신경은 경부(목) 교감신경절에서 유래하는데, 후두골 아래쪽 부위의 자침으로 경추(C2)의 부교감신경을 자극하면 교감신경을 안정시키는 효과가 있다. 또 사각근과 흉쇄유돌근을 풀어주는 것도 두개안면부 교감신경의 억제에 효과적으로 작용한다. 자율신경계의 중추인 시상하부 실방핵(PVN)은 사실상 코르티솔(스트레스에 대응하는 부신피질호르몬)의 분비를 조절하는데, 다양한 뇌 전반에 걸친 정보의 영향을 받는다. 침이나 추나요법 등을 통해 뇌를 안정시키면 자율신경계는 안정을 찾을 수 있다.

구조를 바로잡고
혈류를 조정하는 추나요법

이명은 크게 나누면 난청에 의한 이명, 심리적 원인에 의한 이명, 외상이나 근육 긴장에 의한 이명으로 나눌 수 있다. 귀 주변의 근육이나 경추가 불균형하여 이명을 심화시킬 잠재적인 원인이 있는 경우에는 추나요법을 병행해야 한다. 외상이나 교통사고에 의해 경추에 불균형이 생기면 체액 순환이 나빠진다. 경추부에 염증이라도 생겼다면 이명의 근본적인 원인이 되기도 한다.

게다가 요즘 사람들은 죄다 스마트폰을 들여다보면서 다니기 때문에 엑스레이를 찍으면 경추부에 불균형이 보이는 경우가 대다수다. 그래서 진단을 했을 때 외상이나 근육 긴장이 이명의 주된 원인이 아니라고 해도 이명 치료에 추나요법을 같이 하는 경우가 많

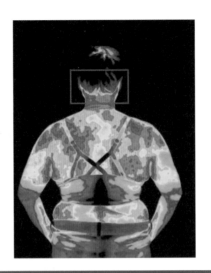

[그림 4-6] 경추 불균형으로 후두부의 혈류가 늘어난 환자

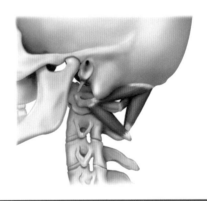

[그림 4-7] 후두하삼각

다. 이명 치료 과정에서 약간의 불편함이 남았다면 추나요법을 더 해서 마지막 불편함까지 없애기 위한 시도를 할 수 있다.

경추 주변의 혈류 이상은 두 가지 측면에서 살펴볼 수 있다. 경추의 불균형이 있으면 급성기 이명의 중반기엔 혈류가 늘어나고 혈관이 확장되기 때문에 체열 검사를 해보면 체표면의 체열이 높아진다. 그럴 경우 경추부의 큰 신경과 혈관이 지나는 후두부의 후두하삼각 부위에 혈류가 늘어나 유모세포에 영향을 준다. 유모세포는 매우 민감한 센서로 항상 켜져 있는데, 유모세포 쪽으로 지나는 혈류에 이상이 생기면 잡음이 나타나는 것이다.

또 다른 측면으로는 퇴행기에 후두부의 혈류가 저하되는 상황을 살펴봐야 한다. 이때 유모세포의 민감도가 떨어져서 이명이 발생하기 때문에 혈관을 확장시키고 혈류를 늘리는 치료를 한다.

척추가 바로 서면 이명이 낫는다

이명이 있는 환자는 자율신경 불균형 상태인 경우가 많은데, 이 밸런스를 바로잡는 것이 이명 치료에서 일정 부분 중요한 작용을 한다. 자율신경은 척추에서 갈라져나오는데 대뇌의 지배 아래 있지 않고 독립적으로 작용하기 때문에 자율신경계라고 이름붙여진 것이다. 자율신경은 교감신경과 부교감신경으로 나뉘어 있어 서로 길항 작용을 한다.

이명 환자 중에는 밤에도 교감신경이 안정되지 않아 잠을 잘 못 자는 사람이 많다. 건강한 상태라면 밤에는 부교감신경이 활성화

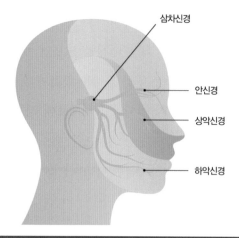

삼차신경

안신경

상악신경

하악신경

[그림 4-8] 삼차신경

되어 몸을 이완시켜야 하지만 교감신경이 계속 우위에 있는 상태라면 쉽게 잠이 들 리가 없다. 교감신경과 부교감신경이 필요한 순간에 제 역할을 하는 균형 상태여야 몸은 다시 건강을 회복할 것이다. 자율신경은 척추의 각 부분에서 갈라져나오기 때문에 척추 구조의 부조합을 바로잡는 추나요법을 택하면 자율신경의 부조화를 조절하여 이명을 치료할 수 있다.

척추의 틀어짐을 바로잡는 치료로 골타요법이라는 것도 있다. 척추가 틀어지면 틀어진 척추 마디마다 신경과 혈관이 눌리면서 자율신경 시스템에도 이상이 생긴다. 신경에 압박을 받으니 통증이 생기고 혈류 순환에도 장애가 생긴다. 그러면 해당 신경과 연결된 장부에도 문제가 발생한다. 골타요법은 의료용 망치를 이용해

골격을 두드려가며 뼈에 직접적인 자극을 주어 미세한 부분까지 교정하는 치료법이다. 골격의 부정렬과 그로 인한 자율신경 이상을 치료하려는 것이 목적이다.

심장 소리와 맥박이 뛰는 듯한 소리를 듣는 박동성 이명의 경우에는 뇌압 상승과 삼차신경의 이상을 원인으로 들 수 있다. 목 주변의 혈관이 눌려서 심장과 머리로 혈류가 제대로 돌지 못하면서 뇌에 산소가 부족하고 피가 정체되어 머리에 압이 차게 된다. 그러면 뇌와 연결된 귀에도 압이 차고, 귀에서 심장소리 같은 박동성 이명이 들린다. 흉쇄유돌근 같은 목의 근육들이 뭉치면 뇌압이 높아지는 원인이 되는데, 이런 근육들은 침과 뜸으로 교정하기도 하지만 추나요법으로 바로잡으면 효과를 볼 수 있다.

삼차신경의 이상으로 인한 박동성 이명의 경우도 마찬가지다. 삼차신경이 가장 많이 눌리거나 이상이 있을 만한 곳은 얼굴의 턱관절이다. 턱관절 문제가 있을 때도 경추부터 바로잡아 균형을 찾으면 이명 치료에 효과를 볼 수 있다.

뇌파가 안정돼야
이명이 사라진다

이명의 여러 원인 중 하나는 청각뇌에 이상이 생기는 경우다. 불면증이나 불안장애를 겪고 있는 사람의 경우에 유모세포나 다른 기질적인 문제는 없는데 소리를 전달하고 해석하는 청각뇌에서 문제가 발생하면 이명이 들린다. 이런 환자들은 심리적인 상태에 따라 이명의 크기와 패턴이 달라지기도 한다.

인간의 뇌는 뉴런이라 부르는 약 1천억 개의 뇌세포로 구성되어 있는데, 수상돌기와 축삭돌기가 밖으로 뻗어나와 있어서 수많은 뇌세포들이 서로 연결되어 소통한다. 이런 연결을 시냅스라고 한다. 귀에서 제공하는 정보는 전기신호로 바뀌어 뇌로 전달되는데, 뇌세포들 사이에서 전기신호가 오고갈 때의 파동을 측정한 것이 뇌파다. 뇌파는 외부 자극이 없어도 뇌의 활동 때문에 나타나는데, 1초에 몇 번 진동하느냐 하는 주파수에 따라 알파(α)파, 베타(β)파, 감마(γ)파, 델타(δ)파, 세타(θ)파 등 5종류로 구분한다. 그중에서 이명 환자가 주로 확인해봐야 할 것은 알파파와 베타파다. 마음이 편안하고 안정된 상태일 때, 특히 눈을 감고 있으면 알파파는 강해진다. 베타파는 불안하고 긴장한 상태에서 많이 나오는데, 이명 환자는 베타파가 높은 경우가 많다. 이걸 안정시키는 뇌파훈련을 하면 이명 치료에 도움이 된다.

뇌파 검사를 했을 때 알파파는 낮고 베타파는 높은 환자들이라면 뇌파훈련을 하면 안정화시킬 수 있다. 이런 분들은 수면장애로 졸피뎀이나 스틸녹스 같은 수면제를 복용하고 있거나 알프라졸람 같은 향정신성 의약품을 복용하고 있을 가능성이 높다. 베타파는 낮은 베타파(Low beta 또는 BetaL), 높은 베타파(High beta 또는 BetaH)로 나눠서 보는데(편의상 낮은 베타파, 중간 베타파, 높은 베타파로 나누는 사람도 있다), 이 중에 낮은 베타파만 높은 환자들이 있다. 특히 주위에 대한 경계가 있을 때 높아지는 것이 낮은 베타파인데, 이런 환자들은 스트레스를 받을 때 화를 참지 못하고 경계성 인격장애와 비슷한 증상을 보이기도 한다. 이런 분들은 뇌파훈련을 통해 낮은 베타파를 줄이면 이명도 줄어드는 양상을 보인다.

눈을 감았다면 알파파가 높아져야 정상

이명 환자 중에는 불안장애와 수면장애를 동반한 환자가 굉장히 많다. 불안장애나 수면장애가 없는 환자들은 뇌파의 양상에 특징적인 모습이 보이지 않지만, 불안장애나 수면장애를 안고 있는 경우에는 두뇌활동정도가 모든 영역이 활성화되어 있거나 베타파가 높은 형태를 보인다. '두뇌활동정도'는 측정 당시 정신적인 작업의 부하 수준을 의미한다. 두뇌가 인지활동을 하는 데 있어 얼마나 효율적인 수준인지 판단하는 수치로, 두뇌를 많이 쓸수록 높아진다. 고민거리가 있거나 예민해져 있다면 두뇌활동정도가 높게 측정될 것이다.

이명의 여러 기질적인 원인에 더해 소리의 신호를 전달하고 해석하는 청각뇌에서도 문제를 일으키면 한약과 침 치료는 물론이고 뇌파훈련을 병행해야 한다. 뇌파훈련이 필요한 환자의 경우에는 자율신경 중 교감신경이 우위에 있어 긴장도가 높고 항상 에너지를 많이 소비하는 사람이 많다. 그러면 피로가 누적되는데, 뇌파훈련으로 베타파를 줄여서 긴장도를 낮춰줘야 한다. 베타파가 적정 수준으로 떨어지면 대부분 교감신경 항진도 줄어든다.

알파파가 심하게 결핍되면 불안, 스트레스, 뇌 손상을 유발하며, 베타파가 너무 과도하면 불안, 불면을 유발한다. 뇌파훈련은 6개월 이상 지속적으로 해야 하며 그래야 뇌파의 안정을 도모할 수 있다. 그렇지 않다면 이전의 안 좋았던 증상이 다시 나타나면서, 왔다 갔다 반복된 양상을 겪다가 몸 상태는 하향 곡선을 그릴 것이다. 뇌가 충분히 학습할 수 있도록 뇌파훈련은 일정 기간 꾸준히 실행해야 한다.

뇌파훈련으로 베타파가 낮아졌는데 심리적으로 추가적인 어려움을 겪으면 뇌파가 다시 상승하는 경우가 종종 있다. 스트레스가 심할 때는 이를 극복하려고 하는 것보다는 피하는 것이 나은 경우가 많다. 극복하려다가 또 다른 증상이 나타나거나 이명이 악화되기도 한다. 슬기로운 방법으로 스트레스를 피하거나 해소하는 방법을 찾아서 증상의 재발을 막는 지혜가 필요하다.

뇌와 부신의 스트레스를 처리하는 능력

청각뇌에 문제가 생겨 이명이 들리는 환자는 심리적인 스트레스가 개입하는 경우가 많다. 몸에 스트레스 상황이 발생하면 스트레스 호르몬인 코르티솔이 분비되는데, 이것은 우리 몸의 호르몬 전체를 관장하는 시상하부(hypothalamus)와 그 아래에 있는 뇌하수체(pituitary), 그리고 콩팥 위에 붙어 있는 기관인 부신(adrenal gland)이 축을 형성하여 최종적으로는 부신에서 분비한다.

한의학에서 신장(腎)은 콩팥과 부신을 같이 일컫는 말이다. 한의학에는 명문(命門)이라는 개념이 있는데, 오른쪽 콩팥을 명문으로 보는 학설이 있다. 명문은 정신이 머물고 원기가 생겨나는 곳으로 남자는 정액, 여자는 자궁과 관련이 있다고 본다. 그런데 현대 의학의 개념으로 보면 명문은 부신의 기능과 일치한다. 게다가 한의학적인 관점으로도 신장은 부신과 콩팥만을 말하는 것이 아니라 생식 기능까지 총칭해서 말하기도 한다. 정소, 난소, 생식기관, 뼈, 골수까지 포함하는 표현으로 신(腎)을 설명하기도 한다. 한의학을 오행으로 설명할 때 해부학적으로 장기만 배속시키는 것이 아니라 관련된 인체 시스템을 모두 배속시켜서 포괄적으로 보는 것이다.

서양의학에서는 몸의 체계를 보고 특정 호르몬이 부족하면 그걸 타깃으로 약을 투여해서 조절한다. 스테로이드가 부족하면 스테로이드제제를 투여하는 것이다. 그러나 한의학은 전체적인 호르몬 체계라든지 시스템을 바로잡는 것으로 치료한다는 차이가 있다.

부신은 신장(콩팥) 위에 위치한 엄지손가락만 한 내분비 기관인데 바깥쪽인 피질에서는 코르티솔, 알도스테론, 안드로겐이라는 호르몬이 분비되고, 안쪽인 수질에서는 아드레날린, 노르아드레날린이라는 호르몬이 분비된다. 부신은 우리 몸이 스트레스에 적응하도록 돕고 항염증, 항산화 호르몬을 분비해서 알레르기 반응을 최소화하도록 도와준다.

뇌파의 베타파가 높아지고 교감신경이 활성화되어 긴장도가 높아진 경우는 갑상선항진증과 유사한 양상을 띠는 경우가 있다. 이

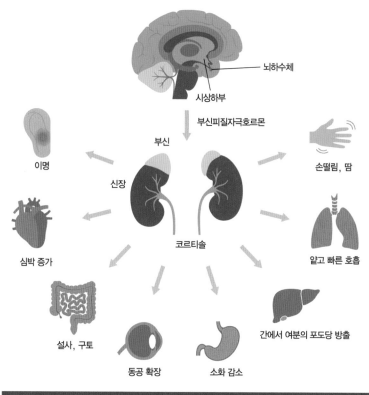

[그림 4-9] 스트레스 반응과 HPA축

런 환자들은 갑상선 기능검사(TSH, T3, free T4)를 하면 대부분 불균형이거나 항진되어 있다. 호르몬의 조절은 시상하부-뇌하수체-부신축인 HPA의 피드백 시스템으로 조절되는데, 뇌에 문제가 생기면 시상하부-뇌하수체-갑상선축에도 문제가 생길 가능성이 높아진다. 따라서 갑상선 기능의 조절이 잘 되면 부신의 정상화에도 영향을 미치는 것이다.

　스트레스가 만성화된 상태를 '부신피로증후군'이라고 부른다. 부신 기능에 이상이 생겼다면 몸의 기능이 항진되어 부신피질호르몬에도 영향을 주고 스트레스로 인한 코르티솔 분비가 증가해 이명의 증상을 크게 느낄 수 있다. 그런데 근래에 좀 더 진화된 개념이 등장했는데, 뇌의 시상하부와 뇌하수체가 직접 개입하는 신경내분비계의 문제로 스트레스를 보는 것이다. 장기간의 스트레스로 인해 코르티솔 분비에 변화를 가져온 것을 부신의 기능과 상관없이 뇌의 시스템 때문이라고 보기 때문에 '시상하부-뇌하수체-부신축(HPA axis) 조절장애'라고 바꿔서 부르게 된 것이다.

　여기서 부신피로에 해당하는 증상들이 한의학에서 말하는 신허 개념과 비슷하다. 이때 뇌파훈련과 호르몬 치료는 HPA축을 안정시켜 이명의 개선에 도움을 준다.

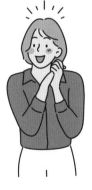

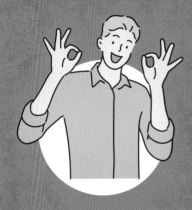

맥진을 보면 환자의 심리를 알 수 있다
장이 좋아하면 뇌도 귀도 좋아한다
꼭 먹어야 할 것과 안 먹어도 되는 것
미네랄, 필요한 건 소량인데 없으면 병 난다
불면증을 이기고 생활리듬을 찾는 작은 습관들
스트레스를 완화하고 쉼표를 주는 생활

이명 증상에서 벗어나는 생활습관

맥진을 보면
환자의 심리를 알 수 있다

『의감중마강좌(醫鑑重磨講座)』라는 책에 보면 이명의 치료에 어떤 마음을 먹어야 할지 힌트를 얻을 수 있는 내용이 있다. "귀는 오장의 배속으로 보면 신장에 속하지만 그 기상이 심장을 닮았다"고 하는데, 그 뜻을 살펴보면 의미심장하다. 귀는 다른 오관(五官)과는 좀 다르다. 눈코입은 자기 의지로 조절할 수 있다. 보고 숨쉬고 말하는 걸 알아서 한다. 그렇지만 귀는 항상 열려 있어서 자의로 조절하지 못한다. 듣기 싫어도 들어야 한다. 전후좌우 방향성 없이 다 들린다. 눈은 한쪽으로 방향성이 있고 가리면 안 보이며, 코를 틀어막으면 냄새를 못 맡는데, 귀는 막아도 소리를 들을 수가 있다. 그 기상이 심장과 같다는 것이다. 심장도 다른 장부와 달리 인위적으로 조절하지 못하고 계속 뛴다. 뇌가 심장을 멈추라고 명령을 내린다고 해서 멈출 수 있는 것이 아니다.

그래서 귀의 질환은 신장과 관련된 것인지 심장과 관련된 것인지 그 기상을 살펴보고 어느 쪽에 속한 건지 잘 살펴보고 치료해야 한다. 이것은 앞서 말한 수승화강과 연결된다. 육체적으로 고갈되거나 정서가 불안정해서 심장의 화(火) 기운과 신장의 수(水) 기운이 서로 통하지 못하면 병이 생긴다고 보는 것이다.

한의학에서 기본 감정을 오정(五情, 기쁨·노여움·슬픔·욕심·증오)이라고 하는데, 이것은 12장부와 관계가 깊다. 특히 심장은 마음을 볼 수 있는 장부라 맥진 검사를 하면 심장 맥에서 귀 질환의 정신적인 요소, 스트레스와 연결된 것이 있는지 확인할 수 있다. 가장 많이 반영하는 것은 심맥이지만 간맥, 담맥도 참고한다. 마음에 큰 상처가 있는지, 현재 우울한 상황인지 알 수 있다. 맥진을 하면 진료받으러 온 게 아니라 점집에 온 것 같다고 말하는 사람도 있다. 진료실 밖에서 남편이 기다리고 있었는데 "잠깐만요" 하더니 남편을 데리고 와서 "다시 이야기해주세요" 하는 사람도 있다.

"가슴에 못이 박혀 있네요. 맥에 나타납니다." 이런 말을 들으면 울먹이거나 눈물을 흘리는 환자도 굉장히 많다. 자신의 상태를 공감해주는 사람이 없으니까 내색을 안 하고 있다가 마음의 상처를 알아준다고 느낀 것이다. 겉으로 밝고 명랑해 보이는 여성이 친구랑 같이 와서 치료받은 적이 있다. 맥진 검사에서 속으로 울고 있는 맥이 나와서 엄청 속상하고 외롭고 힘든 상황이냐고 물었더니, 이 여성은 혼자 아이를 키우면서 겉으로는 밝은 척하고 다녔던 상황을 이야기했다. 같이 온 친구는 "내색을 안 해서 전혀 몰랐다"며 친구의 마음을 몰라줬던 걸 미안해했다.

맥진은 몸과 마음을 모두 스캔하는 건강검진

귀는 다양한 경맥이 주위를 지나고 있기 때문에 그만큼 여러 장부와 경맥이 귀의 질환에 영향을 준다고 말할 수 있다. 그래서 이명은 단순한 귀의 질환이 아니라 전신 질환으로 봐야 하고 치료도 그런 관점에서 접근해야 하는 것이다. 밤새워 일하거나 극심한 스트레스 상황에 노출됐을 때 일시적으로 이명이 들렸다는 사람을 흔히 볼 수 있다. 그만큼 스트레스나 과로는 이명에 중요한 원인으로 작용한다. 임상에서도 이명이 발병했던 시기에 환자가 굉장히 큰 스트레스 상황에 노출되었거나 우울증, 불면증, 공황장애를 앓거나 육체적으로 매우 힘든 과로 상태였다는 말을 하는 경우가 많다.

이비인후과나 가정의학과에서는 이명 환자에게 대부분 은행잎 추출물을 처방하는데, 한의학에서 기허 진단이 나온 사람이 이걸 먹으면 잘 듣는다. 그러나 이걸로 좋아지는 사람은 20% 정도일 뿐이다. 나머지 80%의 사람은 그것만으로 이명이 낫지 않는다.

한의학에서는 술을 많이 먹어서 위가 싸늘한 사람도 있고 정력을 많이 써서 신장이 텅 빈 사람도 있고 화가 치밀어서 가슴이 타들어간 사람도 있다. 잠을 못 자서 간담이 녹아내린 사람도 있는데, 맥진으로 이걸 잡아낼 수 있다.

이명 환자가 이내풍에 오면 가장 먼저 하는 건 67밴드 미세청력 검사다(또는 134밴드 검사). 어느 영역대에서 소리를 못 듣는지 찾는 것이다. 또 다른 검사로는 중이검사를 하는데 소리를 들려줬는데 전달이 잘 되는지 손실률이 없는지 보는 것이다. 이때 이관개방증이나 이관폐색증 환자를 감별해서 분류한다. 그 다음은 소리 재활훈련을 위해서 유모세포 1만 5천여 개 중 어떤 게 망가졌는지 찾는다. 그리고 청각뇌 손상 유무를 확인하기 위해 뇌파 검사를 하는데, 그 파형 상태를 보면 심리상의 기질적 손상이냐 기능적 손상이냐 구별하는 힌트가 나온다.

12장부의 문제를 찾기 위한 한의학적 전신 검사로는 체열과 맥진이 있다. 특히 맥진 검사는 몸과 마음을 동시에 스캔하는 종합건강검진 같은 것이다. 병원에서 하는 검진에서 알 수 없는 걸 맥진으로 알아낼 수 있기 때문에, 전국에서 3천여 명의 한의사가 쓰고 있는 맥진기 이름에 '심안'이란 이름이 붙었을 정도다. 환자의 감정 상태까지 맥진으로 알 수 있기 때문에 한의원에서는 심리상담 처방은 해줄 수 없지만 현재 심리 상태를 진단하고 읽어줄 수는 있다. 맥파를 보면서 충격받은 일이 있었는지, 화나는 일이 있었는지 환자와 공감해줄 수 있다. 환자는 아는 척해주는 것만으로도 심리 상담사에게 가기 전에 반은 치료가 될 수 있다.

60대 초반의 한 여성은 맥진을 했더니 심장에 돌이 박혀 있는 맥파가 보였다. "환자분 젊어서 무슨 일이 있었나요? 얼굴 봐서는 모르겠는데 가슴에 돌이 박혀 있네요. 상처 받은 일이 많은 것 같은데요" 했더니 그런 것도 보이냐고 신기해하면서 이야기를 꺼냈다. 젊어서 남편이 상습적으로 때리곤 했는데 자식들이 모두 독립하자 이 여성은 이혼을 하려고 했다. 그런데 남편이 암에 걸린 데다가 위출혈도 있고 몸이 많이 망가진 상태에서 잘못했다며 빌었다고 한다. 안쓰러운 마음에 이혼을 안 하기로 하고 사는데 지금은 남편 대신 돈을 벌어야 해서 경제적 고통이 있었다. 식당 일을 하면서 몸도 고되고 힘든 상태였다. 지친 생활이 계속 되니까 이명이 들리기 시작했고 잠을 못 잔다고 했다.

뇌파 검사를 했더니 호떡 집에 불난 것처럼 뇌파가 난리법석이었다. 눈을 떴을 때나 눈을 감았을 때 약간의 편차는 있지만 건강한 사람은 뇌파가 편안하다. 눈감고 자는데 뇌파가 혼란스러우면 그 사람은 잠을 잘 수가 없다. 미세청력검사 결과를 보니까 경도난청이었다. 유모세포가 다소 손상은 됐지만 심각한 건 아니었다. 그에 비해 이분의 청각뇌는 견딜 수 없는 지경인 것처럼 보였다. 이명의 실제 범인은 삶의 무게 때문인 것이 분명했다.

비용 때문에 한약 처방은 받을 수 없다고 해서 소리재활훈련과 뇌파훈련만큼은 6개월간 꾸준히 하기로 했다. 병의 뿌리를 알게 됐지만 그렇다고 환자의 환경이 바뀌는 건 아니라서, 종교가 없으면 가까운 교회에 다녀보라고 권했다.

환자가 마음의 상처를 먼저 털어놓진 않는다

맥진을 분석해주다 보면 신부님이 고해성사를 듣듯이 세상 사는 온갖 이야기를 듣게 되는데, 이명 환자들을 보면 하나같이 행복한 사람이 없다. 환자가 즐겁지 않은 자신의 아픈 사연을 먼저 나서서 떠들 리가 없다. 그렇지만 맥진기를 잘 쓰는 한의사가 먼저 아는 척을 해주면 환자들은 그제서야 마음놓고 이야기를 꺼내놓는다.

이명 환자의 머리에는 고뇌가 들어가 있고 가슴에는 번뇌와 상처가 있고 간장에는 분노가 들어가 있다. 한 여성 환자는 맥진을 체크하니까 간장 맥이 치솟은 걸 보니 욕구불만에 화가 나 있는 것 같았다. 확인해보니 빨간 자동차를 갖고 싶었는데 남편이 미쳤냐며 들어주지 않았다고 한다. 환자의 남편과 통화를 요청해서 그 얘기를 했다. "화가 치밀어서 이명이 터진 겁니다" 했더니, 환자의 남편은 기가 막혀 했지만 결국엔 차를 사줬다고 한다. 그 여성은 이후로 이명이 깨끗이 사라졌다. 믿기지 않겠지만 실제 있었던 일이다.

하고 싶은데 억눌려 있는 것, 말 못하는 것 등으로 인한 욕구불만은 좌절이 되고, 좌절은 다시 우울로 간다. 간장 맥과 삼초 맥을 보고 "남자친구 있으면 낫는다"고 말할 때도 있다. 삼초 맥을 보면 남성의 성기능장애, 조루, 발기불능, 여성의 물혹, 근종, 암, 자궁이 꽁꽁 얼었거나 바짝 마른 상태 등을 알 수 있다.

충격적인 일을 겪고 이명이 시작되는 경우도 있다. 남자들의 경우에는 사업 실패, 부도, 돈 떼먹고 달아난 친구, 믿었던 사람에게 사기 당하거나 배신 당한 경험 등이 이명의 원인으로 작용하는 사례가 많다.

한 여성 환자의 맥진을 봤는데 심장 맥이 뚝 떨어져 있었다. "환자분은 가슴이 철렁 내려앉았네요. 누가 죽었습니까?" 물었다. 가슴이 뚝 떨어진 맥이 나타나는 경우는 시련을 겪은 것인데, 여성의 경우 가장 많은 임상 사례가 자식이 죽었거나 친정엄마가 돌아가셨거나 그런 일들이다. 자식의 죽음은 가슴에 못 박힌 맥으로 나타나기도 한다. 환자는 신기하다면서 몇 주 전에 50대 초반의 남동생이 자살한 현장을 보았다고 고백했다. 상상해보면 참 끔찍한 경험이다. 그런 일을 겪으면 이명이 간헐적으로 있던 사람도 급격히 나빠진다. 그 정도면 잠을 잘 수가 없을 것이다.

자신이 보았던 장면을 잊을 수가 없을 테니 교회를 가거나 부처님 도움을 받아서 백일기도를 하든지 108배를 하든지 고통을 잊을 방법을 찾아보라고 말해주었다. 그런 충격은 침이나 한약으로 고치는 데에는 한계가 있다. 조금 도움을 주자면 뇌파를 안정시키는 훈련을 할 수는 있다. 의사는 치료에 큰 효과를 못 내는 부분에 대해서 환자와 공유하는 것이 좋다. 궁극에는 그게 도움이 된다. 의사가 뭔가 치료를 더하는 것보다 환자의 노력이 훨씬 중요할 때가 있기 때문이다.

장이 좋아하면
뇌도 귀도 좋아한다

아무리 좋은 약물을 투여해도 생각만큼 몸이 낫지 않는 경우가 있다. 그 이유는 환자의 식습관이나 생활습관이 병을 만들기 때문이다. 우리는 심리적인 원인만 스트레스라고 생각하기 쉬운데 좋지 못한 식생활 때문에 음식이 몸속에서 노폐물로 쌓이는 경우도 우리 몸에는 스트레스로 작용한다. 아무리 좋은 약을 먹어도 식습관이 나빠서 더 많은 독소가 만들어지고, 꼭 필요한 영양소는 부족한 채로 불균형이 오고, 변형된 탄수화물과 단백질의 과잉 섭취로 인해 병이 낫는 속도보다 병이 만들어지는 속도가 더 빠르면 치료가 소용이 없다.

치료가 잘 되어 병이 낫더라도 재발되거나 새로운 병이 만들어지는 것은 질병의 원인이었던 식습관에 변화가 없기 때문이다. 어 릴 때부터 우리는 야채를 먹으라는 이야기를 귀에 못이 박히게 들 어왔다. 그러나 이걸 실천하기 매우 힘들어하는 경우가 많다. 우리 가 처해 있는 환경은 우리의 입과 혀, 눈, 코, 귀를 현혹시켜 달콤 한 유혹에 빠져들게 만들고 있다.

이명을 포함한 모든 질병의 원인은 생활습관이 큰 원인을 차지 한다. 환경, 스트레스, 약물, 사고 등 다른 요소들도 존재하지만, 음 식 불균형으로 인한 원인은 가장 흔하게 나타난다. 식습관이 중요 한 또 다른 이유는 내 몸은 나만의 것이 아니기 때문이다. 우리 몸 에는 인간의 체세포 수를 넘어설 만큼 많은 미생물이 살고 있다. 우리 몸속에 사는 미생물총을 '마이크로바이옴(microbiome)'이라 고 하는데, 요즘 주목 받고 있는 개념으로 홀로바이옴(holobiome) 이 있다. 이것은 사람과 미생물을 하나로 보는 개념이다. 미생물과 인간 사이에는 떼려야 뗄 수 없는 상호의존성이 있으며 분리해서 생각할 수 없으므로 한 생명체로 보는 것이다.

우리가 먹는 음식을 신경써야 하는 이유는 장내 유익균인 미생 물을 살리려면 좋은 먹이를 공급해줘야 하기 때문이다. 이들 먹이 를 '프리바이오틱스'라고 부른다. 이것이 풍부한 음식은 발효식품, 신선한 채소, 통곡물 등이다. 장내 유익균을 잘 먹이면 인체가 필 요로 하는 단쇄지방산 외에도 장에 좋은 효소가 많이 만들어진다. 단쇄지방산이 확보된 인체는 소화는 물론 물질대사가 활발해지고,

노폐물 배출이 원활해지며 면역력이 증강된다. 단쇄지방산은 장내 미생물의 주요 대사 산물로, 인슐린을 떨어뜨려 온몸의 세포에 충분한 영향을 섭취했다는 신호를 주어 폭식을 막는다. 그리고 장내 림프구를 안정화하는 역할을 하며, 유해균으로부터 장을 보호하고 유익균을 증식하도록 돕는다.

장내 유익균을 살려야 내가 산다

입을 거쳐 위장, 소장, 대장으로 들어간 음식물들은 장내 미생물에 의해 수분, 단백질, 지방, 당질, 효소, 비타민, 미네랄로 쪼개져 세포로 이동된다. 인체의 신비는 장에서 일어난다. 장은 인체의 토양과 같은 곳이다. 우리가 섭취한 음식물은 장에서 소화 과정을 거쳐 혈관으로 이동한다.

우리 몸속 장에 공존하고 있는 미생물은 유익균도 있지만 유해균도 있다. 우리가 어떤 음식을 언제 어떻게 먹느냐에 따라 유익균과 유해균은 균형을 유지할 수도 있고 그렇지 않을 수도 있다. 자연적이지 않은 음식, 즉 화학적으로 정제된 식품, 가공식품, 많은 양의 적색육 등을 섭취하면 완전한 소화가 일어나지 않아 내용물이 부패하게 된다.

이것은 토양에 비유하면 나무뿌리 주변의 흙이 썩는 것과 같다.

썩은 양분에서 나오는 독소는 장벽을 약화시키며, 장내 독소는 혈관으로 전달되어 혈액과 세포를 오염시킨다. 그 결과 생활습관병에 걸리는 것이다. 또한 썩은 토양에 의해 나무의 뿌리가 죽으면 잎과 줄기가 상한다. 우리 몸의 오장육부는 나무의 뿌리이고 눈, 혀, 입, 코, 귀의 오관(五管)은 잎과 같다.

인간과 미생물 사이의 상호의존성은 악어와 악어새의 공생을 연상시킨다. 공생은 서로에게 도움이 되는 관계인 반면, 기생은 한쪽에는 이득이지만 다른 쪽에는 피해를 주는 관계다. 그래서 공생 관계인 우리 몸속 미생물은 그것이 곧 인체라고 할 수 있다. 인간이 돈을 벌고 밥을 먹고 숨을 쉬는 것은 인체를 살리는 일이면서 곧 미생물을 먹여 살리는 일이기도 하다.

'마이크로바이옴'이란 체내에 서식하는 미생물군과 그 미생물 전체의 유전체, 즉 게놈(genome)을 합해서 이르는 말이다. 인간의 몸에는 약 10^{14} 마리(100조)의 미생물이 사는데, 대부분은 대장과 소장에 있다. 그 유전자 수는 인간보다 100배가 넘는다. 소화기관에는 500~1,500종의 박테리아가 살고 있으며, 인간 세포의 25분의 1 크기다. 몸에서 미생물총을 완전히 제거한다면 1.4kg 정도 몸무게가 줄어든다고 한다. 한 번에 내보내는 대변 속에는 지구 전체 인구보다 많은 박테리아가 들어 있으며, 대변의 60%를 차지한다.

장이라는 기관은 일정한 온도와 습도가 유지되고 영양분이 지속적으로 공급되는 곳이다. 미생물총은 주어진 거주지에 존재하는 세균, 고세균, 진핵생물, 바이러스를 포함한 미생물 군집이다. 병원균 침입을 방어하고 면역 체계를 성숙시키고 비타민과 단쇄지방산을 생산하여 영양분을 공급함으로써 인체의 대사 조절에 관여한다. 인체와 상호작용을 통해 인간의 건강과 질병에 큰 영향을 미치는 장내 미생물에게 우리는 어떤 음식을 공급하고 있을까? 모두가 자신의 식습관과 생활습관에 대해 주의 깊게 돌이켜봐야 한다.

이명은 오장육부가 병들어간다는 신호다

복부의 내장 온도는 미생물 생태계에 큰 영향을 끼친다. 많은 사람들이 복부 내장 온도가 정상보다 낮아져 있다. 복부 내장 온도가 1도 떨어지면 면역력이 30% 감소되고, 1도 올라가면 면역력이 5배 올라간다고 한다. 한의학 관점에서 보면 복부는 우리 몸에서 보일러와 같다. 보일러에서 불을 잘 때야 사지로 열이 잘 전달되어 손발이 따뜻해지며, 장내 미생물이 살아갈 수 있는 조건이 만들어진다. 음식의 소화는 온도와 매우 밀접한 관계가 있는데, 복부의 내장 온도 역시 음식물의 섭취와 관련이 있다.

성질이 찬 음식이나 찬 음료, 아이스크림, 에어컨 바람, 찬 곳에 오래 머무르는 것 등은 내장 온도를 떨어뜨리는 원인을 제공한다. 아무리 외부에서 온열치료를 해도 그것은 일시적일 뿐이다. 이러한 원인 인자들로 인해 나무의 뿌리인 오장육부는 병들게 된다. 귀는 나무의 잎과 같아서 뿌리로부터 영양분이 공급되지 않으면 병이 들 수밖에 없다.

우리의 뇌세포와 신경세포들은 모두 혈액을 통해 필요한 산소와 영양소, 미네랄을 공급받는다. 귓속 안에 있는 손톱만큼 자그마한 달팽이관에도 청신경이 있다. 이 청신경 세포도 혈액으로부터 산소와 영양을 공급받아야 한다. 우리가 먹는 음식으로 인해 혈액이 탁해지고 오염되고 혈관이 좁아져 있다면 혈액으로부터 영향을 받는 모든 세포는 정상적인 기능을 유지할 수 없다. 이로 인해 우리 몸은 난청, 이명, 어지럼증 등을 통해 몸이 병들어가고 있다는 신호를 보내는 것이다.

꼭 먹어야 할 것과
안 먹어도 되는 것

장내 유익균과 공생하기 위해 우리는 무엇을 먹고 무엇을 먹지 말아야 할까? 우리 몸을 구성하고 있는 성분들을 알면 우리가 무엇을 먹어야 하며 얼마나 먹어야 할지 알 수 있을 것이다. 현 시대에 사는 우리는 수많은 정보의 소용돌이 속에서 인체에 해로운 것과 이로운 것을 구별할 수 있는 분별력을 잃어가고 있다.

현대인들은 대체로 고기를 참 좋아한다. 먼저 사람들이 가장 좋아하는 단백질에 대해 알아보자. 어떤 동물이 단백질 풍부한 음식을 먹어야 하는지 아닌지 판단하기 위해서는 그 동물의 어미에게서 나오는 젖의 성분을 보면 확실히 알 수 있다. 인간을 포함한 영장류에게서 나오는 젖에는 단백질이 아주 조금 들어 있다. 인간의 모유에 포함된 단백질의 함량은 전체 중 0.8~0.9%로, 모든 영장류의 젖 중에서 가장 낮다.

소젖인 우유에는 100㎖당 3.5g의 단백질이 들어 있는 것에 비해, 인간의 모유 100㎖에는 1g도 채 안 되는 단백질이 들어 있다. 침팬지, 개코원숭이, 붉은털 원숭이, 고릴라 같은 영장류의 모유에 들어 있는 단백질의 함량은 겨우 0.85~1.2%에 불과하다. 치타 같은 육식동물의 모유 1kg에는 99.6g의 단백질, 64.8g의 지방, 40.21g의 락토오스(젖당)가 들어 있다. 비율로 환산하면 9.96%의 단백질이 들어 있는 것이다. 인간의 모유는 이에 비하면 정말 극소량에 불과하다.

인간의 모유는 갓 태어난 아기에게 필요한 가장 중요한 영양소를 갖춘 균형 잡힌 음식이다. 실제로 아기는 고단백 음식을 따로 섭취해야 할 필요가 전혀 없다. 아기는 모유, 공기, 햇볕에서 필요한 모든 것을 공급받고, 이 세 가지가 세포에 의한 단백질 합성을 활성화한다. 아기는 인생에서 첫 16개월 동안 체중을 세 배까지 증가시키는 데 필요한 모든 것을 가지고 있다.

인간의 모유에는 단백질 외에도 4.5%의 지방, 7.1%의 탄수화물, 0.2%의 미네랄이 들어 있다. 모유에 탄수화물과 지방이 많이 들어 있다는 사실은 우리가 성인이 되었을 때 영양소의 균형이 어떠해야 자연스러운지에 대한 단서를 제공한다.

몸에서 합성되는 것과 그렇지 않은 것

실제로 우리 몸에 필요한 단백질의 양은 매우 소량이다. 세상에 떠도는 정보만큼 그렇게 높은 수치는 절대로 아니다. 게다가 우리 몸 안의 단백질 중 95%는 재활용된다. 간에서는 아미노산을 이용해 새로운 단백질을 합성하기 때문에 우리는 음식을 통해서만 단백질을 얻을 수 있는 것이 아니다.

몸의 모든 세포는 단백질을 스스로 만든다. 모든 세포의 핵은 단백질 생산에 관여한다. 뇌세포는 모든 생각과 느낌에 반응하여 신경펩티드라는 단백질을 생산한다. '신경전달물질'이라고도 불리는 신경펩티드는 마음과 몸, 감정이 소통할 수 있도록 해준다. 우리 몸에서 만들어지는 수천 가지의 서로 다른 효소는 모두 단백질로 구성되어 있지만, 우리가 충분한 양의 단백질을 섭취하지 않더라도 몸이 단백질을 만드는 능력을 감소시키는 건 아니다.

오히려 우리가 너무 많은 단백질을 섭취하면 혈관과 림프관이 심각하게 폐색되고, 세포들은 질식한다. 그 결과 단백질을 만드는 세포들의 능력이 떨어지는데, 실제로 대부분의 단백질 결핍은 너무 많은 단백질을 섭취한 데서 연유한다.

모든 단백질은 아미노산이 여러 형태로 결합하여 만들어진다. 아미노산은 질소, 탄소, 수소, 산소 분자가 결합한 것이다. 이 원소들은 우리가 공기를 들이마실 때, 물을 마실 때, 음식을 먹을 때 몸으로 들어온다. 탄소, 산소, 수소 원자가 서로 결합하면 이른바 탄수화물이 만들어지고, 여기에 질소가 추가되면 단백질이 만들어지는 것이다. 이 원소들로 이루어진 분자는 혈액 속으로 쉽게 들어갈 수 있기 때문에 몸에 있는 모든 세포에서 거의 즉각적으로 이용할 수 있다.

우리 몸은 65%의 산소, 18%의 탄소, 10%의 수소, 3%의 질소로 구성되어 있다. 나머지 약 4%의 질량은 미량 원소로 채워지는데, 이 원소들은 모두 바다에서 나오는 소금이나 여러 식품에 들어 있다. 즉 인체의 구성성분 중에서 탄수화물, 지방, 단백질과 같은 대량 영양소, 물, 그리고 비타민이 체중의 총 96%를 차지하고 있으며, 무기질(minerals)이 차지하는 비율은 약 4%다.

우리 몸에서 단백질을 저장할 수 있는 용량이 한계에 이르면 혈액 속으로 들어온 새로운 단백질이 혈류 속에 갇힌다. 그 결과 적혈구의 크기가 커지면서 가느다란 모세혈관을 통과하기 어려울 정도까지 된다. 이렇게 되면 혈액이 너무 탁해지고 혈류가 느려지는데, 이로써 혈액이 서로 뭉쳐 혈전이 생긴다. 혈전 생성은 심장마비나 뇌졸중의 주요 원인으로 여겨지며, 혈액과 혈관 내벽에 단백질 농도가 높아지면 그 위험성도 높아진다. 혈액에 단백질 농도가 높으면 몸 전체에 물, 포도당, 산소와 같이 꼭 필요한 주요 영양소의 지속적인 공급을 어렵게 만든다.

귀와 관련된 주변의 모든 세포들도 모세혈관을 통해 혈액으로부터 지속적인 영양소의 공급을 받아야 정상적인 소리를 전달하고 뇌에서 소리를 판단할 수 있다. 따라서 우리가 과잉으로 먹고 있는 음식들은 이명 증상에도 좋지 않은 영향을 준다고 말할 수 있다.

미네랄, 필요한 건 소량인데 없으면 병 난다

인체에서 필요한 무기질의 양은 아주 적은 비율을 차지하지만, 생명과 건강을 유지하는 데 무엇보다 없어서는 안 될 아주 중요한 역할을 한다. 식품이나 생물체에 들어 있는 원소 가운데서 탄소, 수소, 산소, 질소를 제외한 다른 원소들을 통틀어 무기질 또는 미네랄(광물질)이라고 한다.

무기질은 100여 종의 금속과 비금속 원소로 구성되어 있다. 대부분은 무기염의 형태로 식품 속에 존재하나, 유기물질(생명체 안에서 생명력에 의해 만들어지는 물질)과 결합하여 존재하는 무기질, 즉 인체의 구성성분으로 중요한 생리 작용에 관여하는 무기질은 약 20여 종에 불과하다. 칼슘(Ca), 마그네슘(Mg), 나트륨(Na), 칼륨

(K), 철(Fe), 구리(Cu), 망간(Mn), 코발트(Co), 아연(Zn) 등의 알카리성 원소와 인(P), 황(S), 염소(Cl), 요오드(I) 등의 산성 원소가 우리에게 필요한 무기질이다.

인체에서 무기질의 주요 기능은 골격과 치아, 근육과 다른 유기적인 조직 등의 신체 구조를 구성하는 것이다. 그리고 생리적인 과정에서 근수축, 신경자극 전달, 혈액의 산·염기 균형 유지, 수분의 공급, 혈액 응고, 정상적인 심장 박동 등을 조절하며 호르몬을 구성하기도 한다. 무기질은 이렇게 많은 기능을 담당하지만 실제 존재량은 극소량이다. 그러나 생리 작용을 수행하는 무기질들 가운데 어느 하나라도 결핍되거나 과잉이면 인체에 심각한 문제를 일으킬 수 있다.

무기질은 생물학적 의미 또는 신체 내에 존재하는 양에 따라 다량무기질과 미량무기질로 분류된다. 체중의 0.15% 이상으로 상당량 존재하며 1일 권장 섭취량이 $100mg$ 이상인 칼슘, 인, 칼륨, 나트륨, 염소, 마그네슘 등을 다량무기질이라고 하며, 1일 권장 섭취량이 $100mg$ 미만인 철, 구리, 황, 요오드, 망간, 코발트, 아연, 불소, 셀레늄 등을 미량무기질이라고 한다. 다량무기질이라고 해서 과잉 섭취해도 되거나 미량무기질이라고 해서 소량만 섭취해도 되는 것은 아니다.

하루 100mg 이상 필요한 다량무기질

다량무기질 중 주요 영양소는 단연 칼슘이다. 칼슘은 인체 내에 가장 많은 양이 존재하는 무기질로, 뼈와 치아를 형성하는 주 성분이면서 신체 내의 각종 기능을 담당한다. 칼슘은 성인 체중의 1~2% 정도를 차지하며, 그중 99%는 뼈와 치아에 저장되어 있다. 뼈와 치아에 저장된 칼슘은 골격을 유지하는 기능을 한다. 나머지 1%의 칼슘은 혈액과 근육, 세포내액과 세포외액에 이온 상태로 존재하면서 근육의 수축과 이완, 심장의 규칙적인 박동, 신경전달물질의 분비, 효소의 활성화, 혈압 조절, 호르몬 분비, 혈액 응고 등의 중요한 생리 작용에 관여한다. 따라서 체액과 조직에서 칼슘이 일정 수치로 유지돼야 이러한 인체의 필수 기능이 정상적으로 작동할 수 있다.

만약 칼슘 섭취량이 부족하여 혈액 중의 칼슘 농도가 낮아지면 신체는 이를 보충하기 위해서 뼈에 있는 칼슘을 녹이게 된다. 그러면 뼈의 골질량이 감소하면서 뼈가 작은 충격에도 쉽게 부러지며, 구루병, 골연화증, 골다공증이 발생하기 쉬워진다. 또한 영유아 아동에게는 성장 지연이나 치아 발달의 저해가 올 수 있다. 그 밖에도 칼슘은 순환기계 질환, 고혈압, 동맥경화, 고지혈증, 대장암, 유방암과도 관련이 있다는 보고가 있다.

칼슘이 많이 들어 있는 식품을 순서대로 나열하면 뱅어포, 다시

마, 김, 무말랭이, 아몬드, 두부, 밀, 당근, 도라지, 오렌지, 보리, 콩나물, 무화과, 옥수수, 토마토, 감자 등이다. 특히 뼈째 먹는 생선, 해조류, 녹색 채소 등의 칼슘이 가장 섭취하기 좋다.

우유에는 칼슘이 다량 함유되어 있어서 골다공증 예방에 좋다고 권장하는 경우가 있지만, 이것은 실상을 알고 보면 전혀 사실과 다르다. 우유에 많이 들어 있는 인산을 중화하기 위해 몸은 우유 속에 함유된 칼슘뿐 아니라 뼈와 치아에 있는 칼슘까지 빼내서 사용한다.

모든 포유동물의 90%는 젖을 떼면 젖을 소화시키는 유당분해효소가 체내에서 사라져 더 이상 젖을 소화시킬 수 없다. 다른 말로 하면, 더 이상 젖(우유)을 먹을 필요가 없다는 것이다. 우유는 소가 송아지를 위해 생산한 것이다. 송아지도 수유기에만 먹고 그 이후로는 절대로 먹지 않는 것이 우유다. 그런 걸 완전식품이라고 맹신하며 평생 마실 수는 없다. 오히려 우유는 소화되지 않고 유당불내증을 초래하여 설사와 복통을 일으키고 알레르기와 아토피의 원인물질이 된다.

전 세계에서 생산된 항생제의 70%는 가축에게 사용된다고 한다. 공장식 축산의 열악한 환경에서 사육되는 소들은 면역력이 약해 질병의 예방을 위해 다량의 항생제를 투여하는데, 이것은 결국 우유를 먹는 인간에게도 항생제 내성 같은 치명적인 악영향을 준다. 공장식 축산에서는 경제적 이윤이 목적이므로 소가 빨리 성장하도록 다량의 성장촉진제도 투여하고 있어서, 이것이 우유를 먹는 어린이들의 성장에도 직간접적으로 영향을 미친다.

비타민과 만나면 상승 작용을 한다

무기질을 몸에 흡수시키고 인체의 대사 과정을 돕기 위해서는 비타민의 기능을 빼놓을 수 없다. 비타민은 동물의 정상적인 발육과 영양을 유지하는 데 중요한 작용을 하는 유기화합물이다. 탄수화물, 단백질, 지방과 달리 비타민은 체내에서 에너지원으로 사용되지 않고 생물체 구성 물질로도 작용하지 않는다. 필요한 건 미량이지만 체내에서 합성되지 않기 때문에 반드시 음식물에서 섭취해야 하는데, 부족하면 결핍 질환에 걸릴 수 있다.

비타민은 지용성 비타민과 수용성 비타민이 있다. 지용성 비타민은 열에 강하고 지방과 함께 흡수되며, 비타민A, 비타민D, 비타민E, 비타민K가 있다. 수용성 비타민에는 비타민B복합체(B1, B2, B3, B5, B6, B7, B9, B12)와 비타민C가 있다. 비타민과 무기질은 서로 흡수에 관여하거나 상생 작용을 하는 경우가 많은데, 비타민D는 칼슘, 비타민C는 철분의 흡수를 높여주며, 코엔자임Q10은 비타민E를 안정화시키고, 비타민A는 아연의 흡수를 돕는다.

지용성 비타민은 담즙산염에 의해 장에서 흡수되며 림프계를 통

[표 5-1] 우리에게 꼭 필요한 비타민과 무기질 식품

영양소	효능	함유 식품
비타민A	시력 개선, 저항력 증강, 세포 성장과 발달, 피부 개선	당근, 고구마, 호박, 케일, 멜론, 살구, 배, 파파야, 망고
비타민C	콜라겐 형성, 건강한 뼈 · 이 · 잇몸 · 혈관 형성, 체내에 철분 · 칼슘 흡수를 돕는다. 상처 치유, 뇌의 기능에 도움이 된다.	딸기, 키위, 적색 · 녹색 피망, 토마토, 브로콜리, 사과, 시금치, 구아바 주스, 그레이프프루트, 오렌지
비타민E	산화 방지, 세포 보호, 건강한 적혈구	녹색 잎 채소
비타민B6	정상적인 뇌와 신경 기능, 단백질 · 적혈구 생산, 신진대사 촉진	고구마, 바나나, 콩, 씨앗, 견과류, 시금치
리보플라빈 (비타민B2)	탄수화물의 에너지화에 필수	녹색 잎 채소, 브로콜리, 아스파라거스
엽산 (비타민B9)	적혈구 생산, DNA 생산	녹색 잎 채소, 아스파라거스, 오렌지, 기타 감귤류
칼슘	뼈와 이를 강하게 한다.	브로콜리, 녹색 잎 채소, 오렌지 주스, 두유
철	적혈구가 산소를 온몸에 옮기는 것을 돕는다. 철분 결핍 빈혈증은 허약, 피로, 어지러움, 숨참 증세를 포함한다.	콩 식품, 씨앗, 녹색 잎 채소, 오렌지 주스, 건포도
마그네슘	근육과 신경 기능을 돕는다. 심장 리듬을 규칙적으로 만들고 뼈를 강하게 유지한다. 신체가 에너지 만드는 것을 돕고 단백질을 만든다.	견과류, 씨앗, 녹색 잎 채소, 바나나, 키위, 브로콜리, 고구마, 콩, 아보카도
칼륨 (포타슘)	근육과 신경계통 기능을 돕는다. 신체가 혈액과 세포 안의 수분 균형을 유지시킨다.	브로콜리, 고구마(껍질째), 녹색 잎 채소, 감귤류, 콩

해 신체의 각 부위로 전달된다. 인체는 지용성 비타민을 더 많이 저장하는데, 비타민 A와 D는 간에, 비타민E는 체지방과 생식기에 저장된다. 비타민 K는 비교적 미량만 저장된다. 수용성 비타민은 장에서 흡수되어 순환계를 통해 특정한 세포 조직으로 운반되며, 과다하게 섭취해도 어느 정도 저장되고 나서 나머지는 오줌으로 배설된다.

우리 인체에 중요한 무기질과 비타민은 우리가 먹는 식품에 다량 함유되어 있다. 많은 사람들이 비타민C나 종합비타민제를 많이 복용하고 있는데, 영양제나 건강기능식품으로 가공된 제품보다는 평소에 야채나 과일을 통해 섭취하는 것이 인체에 가장 안전하다.

체내에서 합성되지 않는 비타민과 무기질을 얻기 위해서는 [표 5-1]의 함유 식품처럼 매일 야채나 과일을 반드시 먹어야 한다. 비타민C 함량을 예로 들면, 골드키위에는 비타민C가 100g당 108 mg, 그린키위 92.7mg, 오렌지 53.2mg, 바나나 8.7mg, 석류 6.1mg, 사과 4.6mg, 배 4.2mg이 들어 있다. 우리가 먹는 야채나 과일에는 탄수화물도 일부 함유되어 있으며, 콩류는 단백질의 훌륭한 공급원이기도 하다.

불면증을 이기고
생활리듬을 찾는 작은 습관들

이명 환자들은 불면증에 시달리거나 우울증, 공황장애, 불안장애 등의 증상을 동반하는 모습을 흔히 볼 수 있다. 자율신경계 검사를 해보면 스트레스로 인해 교감신경이 항진돼 있는 환자들을 많이 볼 수 있다. 자율신경을 구성하는 교감신경과 부교감신경은 한쪽이 항진되면 한쪽은 억제되는 길항 관계인데, 밤에 잠을 잘 때는 부교감신경이 활성화돼야 몸이 휴식을 취할 수 있다.

그런데 스트레스 상태가 지속되어 잠잘 때가 됐는데도 교감신경계가 항진된 상태로 있으면, 우리 몸의 긴장을 풀어주는 부교감신경계가 억제되면서 수면을 취할 수 없게 된다. 따라서 교감신경과 부교감신경의 균형을 맞춰줄 수 있는 생활습관과 식습관을 유지하는 것으로 불면증을 해소하려는 노력을 해야 한다.

몸을 정화하고 원기를 회복하는 대부분의 중요한 과정은 자정 전 두 시간 동안의 수면을 통해 이루어진다. 잠을 잘 때 뇌파를 측정해보면 생리학적으로 완전히 다른 두 가지 유형의 수면이 존재한다. 즉, 자정 전의 수면과 자정 이후의 수면이 있다.

자정 전 두 시간 동안에는 꿈을 꾸지 않고 깊은 잠을 잔다. 밤 11시 이전에 잠자리에 들면 한 시간 정도 지나서 깊은 잠에 들어 11시에서 자정까지 숙면을 취하게 된다. 깊은 잠을 자는 동안에는 몸에서 소비하는 산소의 양은 8% 정도 감소한다. 꿈을 꾸지 않는 이 시간에 몸의 기력이 회복되는 효과는 자정 이후의 잠에 비해 거의 세 배 정도 높다. 자정 이후에는 산소 소비량도 다시 정상 수준으로 올라가며, 자정이 지나면 깊은 잠을 자는 경우가 매우 드물다. 따라서 몸을 회복시키는 깊은 잠을 자고 싶다면 자정이 되기 두 시간 전에 잠자리에 들어야 한다.

적절한 숙면 시간을 자주 놓치면 몸과 마음이 극도로 지쳐 스트레스 반응이 비정상적으로 높아진다. 스트레스가 교감신경을 자극시키면 맥박과 호흡과 혈압이 상승하고, 부신에서는 스트레스 호르몬으로 아드레날린과 코르티솔이 분비된다. 췌장의 글루카곤과 부신의 아드레날린은 간에 저장돼 있는 글리코겐을 포도당으로 분해시켜 혈당이 올라가고, 콜레스테롤도 역시 올라간다. 그중 일부의 콜레스테롤은 결국 담석이 된다.

꿀잠을 부르는 소소한 습관

숙면을 위해서는 잠자리에 들기 6시간 전부터 커피, 홍차 등 카페인이 함유된 음식을 피해야 한다. 잠자리에 들기 2시간 전부터는 술을 마시거나 담배를 피우지 않아야 한다. 규칙적으로 적당한 운동을 하면 수면에 도움이 되지만, 자기 전의 격렬한 운동은 오히려 수면을 방해할 수 있다. 간혹 밤에 잠을 자지 못하고 낮에 자는 사람들도 있는데, 숙면을 위해서는 낮잠을 자지 않아야 한다. 만약 낮잠을 자는 습관이 있다면 매일 같은 시간에 자는 것이 좋다.

밤에 잠자리에 들기 전에 온수 목욕이나 독서를 하는 등 규칙적인 루틴을 만드는 것은 수면 패턴에 도움이 된다. 잠자리에서는 일을 한다거나 텔레비전을 보지 않는다. 침실은 오직 잠을 자기 위한 것으로만 사용해야 한다. 또한 언제 잠들었는지에 상관없이 매일 아침 일정한 시간에 일어나야 하며, 수면제에 의존하는 습관은 빨리 벗어나야 한다.

불면증은 쉽게 잠에 들지 못하거나, 잠이 들어도 자주 깨거나, 이른 새벽에 잠에서 깨어나 다시 잠을 이루지 못하는 등 다양한 양상으로 나타날 수 있다. 이런 증상이 지속되면 정신적, 신체적으로 질병에 취약해진다. 동물실험에서 잠을 못 자도록 수면을 박탈하면 쇠약한 모습, 음식 섭취의 이상, 체중 감소, 체온 저하, 피부 장애, 심한 경우 사망까지 초래한다는 연구 보고가 있다.

현대인들이 복용하는 많은 약물, 영양 불균형인 인스턴트 음식, 운동 부족, 흡연, 음주, 카페인 성분 음료 등은 정상적인 수면 패턴을 파괴하는 요인이다. 불면증을 초래하는 대표적인 약물로는 항암제, 갑상선 치료제, 항경련제, 항우울제, 경구용 피임제 등이 있다. 심지어 수면제를 장기간 복용해도 수면장애를 유발한다. 잠자는 시간이 날마다 바뀌는 것과 하던 일이 변하는 것도 좋은 잠을 파괴하는 요인이 된다.

환경적 요인으로는 자동차 소리, 비행기 지나가는 소리, 이웃의 텔레비전 소리와 같은 소음이 수면을 방해하기도 한다. 방이 너무 밝거나 방안의 온도가 너무 낮거나 높아도 수면을 방해하는 요소가 될 수 있다. 숙면을 위해서는 방안 온도를 평균적으로 18~22도, 여름철에는 24~26도로 유지하면 좋다고 알려져 있다. 또 조명 기구의 사용은 자제하고 전자제품은 사용하지 않는 것으로 해야 한다.

오장육부를 편안히 하는 식습관

우리 몸이 느끼는 스트레스는 정서적 환경에서만 오는 것이 아니라 독소와 노폐물을 많이 만들어내는 나쁜 식습관도 작용한다. 몸의 독소와 노폐물을 확실히 처리해주는 가장 간단한 조치는 물을 잘 마시는 것이다. 아침, 점심, 저녁 3회에 걸쳐 공복 상태에서 정해진 시간에 규칙적으로 꼭 물을 마시는 것으로 습관을 들이면 좋다. 공복 시에 마시는 물은 질병을 예방하고 체질을 개선하는 데 좋다. 식사 중이나 식사 후 1시간 동안은 물을 마시는 것을 삼가는 것이 좋다. 물을 마실 때는 조금씩 천천히 음미하면서 씹어 마시는데, 물은 가공하지 않고 오염 없는 생수가 좋다. 마시기 가장 좋은 물은 뜨거운 물도 찬물도 아닌, 체열과 비슷한 온도의 물이다.

우리나라 사람들은 빨리 조리하고 빨리 먹는 걸 좋아한다. 그러나 식사 시간은 여유 있게 즐기는 것이 좋다. 최소 30분 이상 음식물을 꼭꼭 씹어서 먹는다. 급하게 먹는 음식은 소화기관으로 가서 각 장기의 역할을 충분히 할 수 있도록 돕지 못한다. 식사 후에는 바로 눕지 말고 가벼운 산책으로 소화를 돕는 것이 좋다.

또한 간식은 절대 먹지 않을 것을 권한다. 소화기관도 쉴 때는 확실히 쉬는 게 좋다. 영양가 있는 자연식 위주의 식단은 간식 먹고 싶은 욕구를 없애준다. 몸에 좋다는 약이나 건강기능식품을 찾는 것보다는 충분한 영양소를 함유한 신선한 음식을 섭취하는 것이 더 좋다.

특히 저녁에 과식하는 습관은 장내 독소를 유발하는 가장 큰 원인이다. 사람들은 하루 중 주요 식사를 저녁으로 해서 성찬으로 먹는 경우가 많다. 사람들은 고기를 낮에 먹으면 "대낮부터 무슨 고기를 먹느냐"고 한다. 바쁜 현대인들은 아침과 점심은 대충 먹고 저녁에 고기와 술과 안주에 과식, 폭식을 하는 경향이 있다. 그러나 일반적으로 오후 늦은 시간, 특히 오후 6시 이후로는 담즙과 소화효소의 분비량이 감소한다. 저녁 동안의 소화 능력은 낮의 20% 정도로 추정될 뿐이다.

늦은 저녁 시간에 육류, 치킨, 햄버거, 치즈, 계란 등으로 된 식사를 하면 소화가 잘 될 수 없다. 기름기가 있거나 버터나 기름에 튀긴 음식 역시 저녁에 소화시키기에는 매우 어렵다. 늦은 시간에 식사하거나 과식하면 연소되지 않은 음식이 밤새껏 장 내에서 독성 노폐물을 만든다. 그 결과 몸의 어느 곳인가 폐색을 유발하게 되는데, 가장 위험한 곳은 장이고, 그 다음은 림프계와 혈관이다. 나중에는 낮에 먹은 음식물을 소화하는 능력에도 심각한 악영향을 미치게 된다.

영양소를 온전히 섭취하는 자연식

우리 몸은 칼로리가 있는 영양소라면 어떤 것이든 다 받아들이고 좋아하는 것은 아니다. 음식이 생명에 도움이 될 수도 해악이 될 수도 있는데, 실제로 어떤 음식을 어떻게 먹느냐에 따라 사람은 건강할 수도 병들 수도 있다. 현대인의 사망 원인을 차지하는 암, 당뇨, 고혈압, 심근경색, 뇌경색 등 만성 난치성 질병들은 최근 수십 년 사이에 갑자기 증가했다. 옛 선조들에게는 거의 없었던 희귀병이 최근 폭발적으로 증가한 이유 중 가장 중요한 원인은 음식의 변화라는 사실이 많은 연구를 통해 밝혀졌다. 현대인의 음식 습관 중에서 가장 큰 변화는 채소나 과일, 통곡물 등 자연식품은 줄어든 반면, 육가공식이나 각종 튀김, 인스턴트 등 열가공 식품들이 주류를 차지하게 된 것이다.

그러면 가공식품은 왜 문제가 되며 자연식품은 왜 좋은 것일까? 식품도 생명의 일부이며 그 구성성분에는 일정 비율이 있다. 그 비율을 흐트러뜨리지 않고 자연 상태 그대로 섭취하는 것이 생명에 유리한 건강식이다. 자연식 재료를 가공하면 열을 가하거나 추출하거나 인공적으로 합성을 하게 된다. 이때 단백질, 탄수화물, 지방, 비타민, 미네랄 등 주요 영양소들이 손상되어 자연 비율이 깨지면서 건강에 이롭지 않은 상태로 바뀌게 된다.

야채와 과일류를 튀기거나 굽거나 고열에 익히면 대부분의 비타민과 효소들은 파괴되어 사라진다. 백미, 밀가루 등 도정 곡물들은 섬유소와 비타민, 단백질, 각종 항산화 물질들이 분포되어 있는 씨눈과 겉껍질 부분이 깎여버린 상태이며 순수 탄수화물만 함유하고 있어 통곡물에 비해 몸속에서 지방화가 더 쉽다. 굽거나 튀긴 육류나 통조림, 햄, 소시지 같은 육가공 제품들에는 열을 가하면서 생기는 벤조피렌 등 각종 발암 물질들과 화학조미료와 첨가물들이 들어 있다. 이들의 독성과 유해성은 이미 많이 알려져 있다.

이렇게 맛과 편리를 위해 만들어진 가공식품들은 필수 영양소가 파괴되어 있을 뿐만 아니라 단백질과 지방 비율이 지나치게 높아 체내에서 불완전 연소되고 독소로 전환되어 질병을 일으킨다. 그래서 가공 인스턴트 식품을 '죽은 음식'이라고 하는 것이다. 질병을 치유하고 건강하게 살려면 생명을 살리는 음식을 먹어야 한다. 가급적 가공되지 않은 자연식을 섭취해야 할 것이다.

자연이 파괴되고 오염된 환경 속에서 화학적 농법으로 생산되는 먹거리를 소비하는 현대인들은 암, 당뇨, 고혈압, 고지혈증, 심장병, 뇌혈관병은 물론 피부병, 우울증, 신경정신계 질환, 이명, 난청, 메니에르증후군 등 수많은 희귀난치성 질환들로 고통받고 있다.

스트레스를 완화하고 쉼표를 주는 생활

우울은 '마음의 감기'라고 할 정도로 이명 환자에게도 흔한 심리적 증상이다. 감기에 자주 걸린다면 몸 상태를 의심해봐야 하는 것처럼, 자주 우울한 기분이 든다면 마음 상태를 의심해봐야 한다. 감기를 방치하다간 폐렴이나 더 큰 병이 생길 수 있듯이, 우울증도 대수롭지 않게 생각하다가 더 심각한 정신장애나 자살 같은 끔찍한 결과로 발전할 수 있기 때문이다.

즐거움과 기쁨, 흥분은 주로 심장에서 나온다. 건강한 심장은 늘 웃음과 즐거움을 잃지 않게 하며 정신을 맑게 한다. 심장은 오장육부의 큰 주인이자 제왕이며, 정신이 머무는 곳이다. 근심과 걱정이 많으면 심장을 상하게 된다. 그러므로 긍정적인 생각과 감사와 희

망의 마음을 의도적으로 가지고 항상 웃는 연습을 하면 몸의 건강에도 도움을 받을 수 있다. 스트레스는 이명의 치료를 어렵게 하는 요인인데 스트레스를 안 받는 것은 불가능한 일이므로, 집착을 버리고 근심 걱정에서 벗어나는 연습을 하면 좋을 것이다.

혼자만의 시간을 너무 길게 가지지 말고 마음의 문을 열어 사람들과 대화하는 시간을 자주 가지도록 노력해보자. 마음이 닫혀 있으면 병을 치료하는 시간도 더디다. 용기를 가지고 자신을 활짝 열어 보여줄 때, 더불어 살고 싶고 행복해지고 싶은 욕구가 커진다.

이명에 좋은 운동과 혈액 소통 마사지

우울의 원인으로는 여러 가지를 들 수 있겠지만, 눈여겨볼 것은 생리적인 측면이다. 세간의 주목과 관심을 받는 직업군인 연예인과 운동선수를 비교해보자. 이들은 대중의 스타가 되기도 하지만 공공의 적이 되기도 한다. 인기와 함께 비난을 감수해야 하므로 마음이 편할 날이 없다. 하지만 연예인들은 잦은 우울증으로 고통받다가 자살이라는 극단적인 선택을 하는 경우가 적지 않으나, 운동선수들이 자살하는 경우는 극히 드물다. 아무리 힘들어도 이겨낸다. 왜 그런 걸까? 바로 신체활동의 차이 때문이다. 주변을 살펴보면, 꾸준하게 운동을 하는 사람치고 부정적인 생각에 사로잡혀 있는

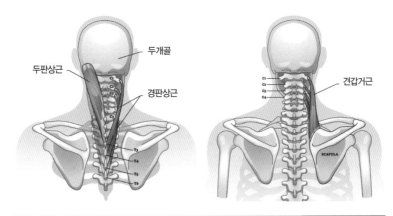

[그림 5-1] 두판상근(왼쪽)과 견갑거근

사람은 없다. 혹시 잦은 우울증으로 힘들다면 먼저 자신에게 맞는 운동을 선택해 꾸준하게 해볼 것을 권한다.

자신의 몸에 맞는 적당한 운동은 몸 안에 엔돌핀을 공급한다. 좋은 산책 코스를 도는 가벼운 운동이든, 높은 산을 오르내리는 힘든 등산이든 자신에게 맞는 걸 선택하면 된다. 명상처럼 뇌를 쉬게 하는 것도 우울증이나 이명 치료에는 도움이 된다.

특히 맨발 걷기는 땅에 닿음으로써 정전기를 배출시키고 면역력을 강화하며, 혈액순환, 어혈 예방, 체내 온도 상승, 수족냉증 개선, 암이나 대사성 질환 예방, 아토피 개선, 정력 강화, 에너지 상승, 신경계의 균형, 염증 감소 등의 효과가 있다. 무비용으로 최고의 항산화 효과를 가져다주는 운동법이다.

우울할수록 밖에 나가 신선한 공기를 마음껏 마시고 따스한 햇빛을 쬐어야 한다. 햇빛 속에는 우울을 치료하고 엔돌핀을 활성화시키는 선물이 들어 있다. 햇빛을 받으면 우리 피부에서는 비타민 D가 합성되며, 이것은 칼슘과 인의 대사 균형을 유지시켜 뼈의 구조를 건강하게 만든다. 현대인은 많이 먹는데도 영양 불균형 상태인 경우가 많다. 간에 담석이 생기고 담즙 분비가 원활하지 않으면 콜레스테롤 대사에 장애가 생기는데, 이로 인해 비타민D 결핍이 발생하는 경우도 많다. 햇빛을 막는다고 해서 자외선 차단제를 과하게 사용하는 경우에도 비타민D 결핍이 악화될 수 있으니 신중해야 한다.

이명, 난청, 어지럼증, 메니에르 증후군 등 귀와 관련하여 도움이 되는 수양법이 있다. 횟수에 상관없이 손으로 귓바퀴를 문지르는 것인데, 이것을 '성곽을 닦는다'고 한다. 이렇게 하면 신기(腎氣)를 보해주고 귀가 먹는 것을 막아준다.

또한 흉쇄유돌근, 견갑거근, 두판상근, 사각근, 승모근 등을 풀어주는 것도 도움이 된다. 이들 근육들은 목을 지탱하는 섬세한 기능을 하는 근육으로, 스트레칭을 하고 엉켜 있는 근막(피부와 근육 사이에서 근육을 감싸는 막)을 풀어주면 림프의 흐름과 혈액 소통의 흐름을 도와줄 수 있다.

정면을 바라본 상태에서 이명 증상이 있는 반대편 방향으로 고개를 돌리되 턱의 각도가 45도 상방향으로 향하게 해보자. 반대편도 같은 방법으로 반복한다. 이때 한쪽은 이완되고 다른 쪽은 수축되기 때문에 양쪽 모두 스트레칭이 된다.

턱을 최대한 흉골에 닿도록 당겨주는 동작도 좋다. 시간 날 때마다 반복적으로 움직여주면 근막의 유연성을 차츰 회복하면서 이명, 난청 등 귀 질환에 도움이 된다.

이명과 작별하는 릴랙스 요법

애플의 창업자 스티브 잡스는 사람들 앞에 설 때면 항상 청바지와 검은색 터틀넥 티를 입었다. 페이스북의 창업자인 마크 주커버그는 매일 회색 티셔츠를 입기로 유명하다. 그런데 그는 같은 옷을 입는 이유에 대해 "매일 입을 옷을 고르는 것은 집중력을 흐트릴 뿐이다. 그 에너지를 좋은 서비스 만드는 데 쏟고 싶다"고 말했다고 한다. 이 사람들은 일상을 심플하기 유지하기 위한 시도로 같은 옷을 여러 벌 옷장에 구비해놓고 입었던 셈이다. 물론 패션업계 종사자이며 옷을 고르는 것이 삶의 기쁨이라는 사람이 이들의 말을 듣는다면 항변할지도 모르겠지만, 여기서 주목할 것은 삶을 복잡하게 만들지 않는 시도다.

일할 때만 머리가 복잡한 게 아니라 일상생활에서까지 항상 머리가 복잡한 사람들이 있다. 일할 때 완벽주의 성향을 발휘하는 사람은 능력 있다고 인정받을 확률이 높은데, 그런 태도를 집으로 가져와서 일상생활에까지 철저함을 추구하는 사람들이 있다. 그런 경우에는 몸이 쉬지 못하는 상태를 지속하다가 과부하가 걸려버리고 만다. 긴장할 때 활성화되는 교감신경과 이완할 때 활성화되는 부교감신경은 집중과 릴랙스의 상황에 맞춰 제때 임무 교대를 해야 한다. 집에서까지 릴랙스하지 못하고 교감신경이 항진돼 있다면 이명 치료에도 좋을 수가 없다.

만약 아무것도 안 하고 있는 게 불안하다면 집중할 수 있는 단순한 일을 마련해놓으면 좋을 것이다. 예를 들면 매일 같은 시간에 식물 돌보기를 하는 것도 좋고, 요가나 필라테스처럼 릴랙스가 가능한 운동도 좋을 것이다. 빠르게 걷기 같은 운동도 좋다. 요즘 사람들은 유튜브 영상을 항상 켜놓고 생활하는 경우가 많은데, 일주일 중 하루, 어렵다면 한 달에 하루라도 특정일을 정해놓고 모든 전자기기를 완전히 차단한 채 생활해보자. 생각보다 연결이 단절된 채 생활하는 게 불편하지 않다. 명상을 배울 수 있는 곳을 찾아가는 것도 좋다. 단체의 창시자를 숭배하는 듯한 종교적 색채만 없다면 괜찮지 않을까. 동양철학 공부를 겸한 곳이라면 믿을 만할 것이다. 긴장하며 살았던 생활에 쉼표를 주기 바란다.

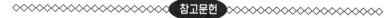

2장

- 『히스타민 증후군』, 김상만 외, 아침사과, 2018. 12. 20
- 『이명이 사라지는 순간』, 김혜연 · 이희창, 라온북, 2021. 10. 12
- 『이명』, 대한이과학회, 세종의학, 2019. 1. 8
- 『한의 안이비인후과학』, 대한한방안이비인후피부과학회, 군자출판사, 2015. 2. 15
- 『빙빙 윤승일 원장의 이명 없는 세상』, 윤승일, 푸른솔, 2012. 10. 22
- 『MTM 이명의 진단과 치료』, 곽은이 외, 소리대장간, 2019. 7. 30

3장

- 『MTM 이명의 진단과 치료』, 곽은이 외, 소리대장간, 2019. 7. 30
- 『경혈해설』, 후지모토 렌푸, 박상영 · 오준호, 물고기숲, 2020. 4. 15
- 『나가노식 치료』, 나가노 고지, 박병희, 물고기숲, 2018. 4. 2

4장

- 『한의학대사전』, 한의학대사전편찬위원회 편, 도서출판 정담, 1998. 11. 20
- 『임상근육학』, 최호영, 대성의학사, 1999. 11. 30
- 『의감중마강좌』, 박용화 정리, 대성의학사, 1999. 8. 20
- 『동의보감』, 허준, 조헌영 외, 여강출판사, 2001. 4. 20
- 『지산 형상의학개론』, 대한형상의학회 편, 지산출판사, 2017. 9. 30
- 『황제내경영추』, 최형주 해역, 자유문고, 2004. 9. 25
- 『HIGHLIGHT KOREAN MEDICINE』, 박철진 · 이혜진, 2019
- 『치료자를 위한 뇌과학』, C. Alexander Simpkins · Annellen M. Simpkins, 채규만 · 김지윤 · 정진영 · 전진수 · 채정호, 학지사, 2021. 1. 15
- 『뇌파 커뮤니케이션』, 조창연, 커뮤니케이션북스, 2022. 5. 25
- 『뇌파 검사학』, 김대식 외 엮음, 고려의학, 2001. 3. 10
- 「감각운동프로그램이 정신지체 청소년의 주의집중력과 뇌파변화에 미치는 영향 - The Effects of Sensory Motor Program on Change of Electroencephalogram(EEG) and Concentration of Attention for Mental Retarded Students」, 한국특수체육학회지 제17권 제1호, pp. 189-205, 2009
- 「통계적 뇌파분석(SEEG) - A Study on SEEG(Statistical EEG Analysis)」, 한국자료분석학회, Journal of The Korean Data Analysis Society 제10권 제3호, pp. 1,313-1,325, 2008
- 「휴면 상태 뇌파 분석을 통한 이명 진단 알고리즘 연구 - An Algorithm for Classifying Tinnitus using Resting-State EEG」, 이교구, 서울대학교 융합과학기술대학원, 2016. 2

5장

• 『의사들도 모르는 기적의 간 청소』, 안드레아스 모리츠, 정진근, 에디터, 2015. 1. 7
• 『이명』, 대한이과학회, 세종의학, 2019. 1. 8
• 『미생물 이야기』, 김태종, 나무나무, 2020. 9. 22
• 『면역력 키우는 장내 미생물』, 김세현, 지식과감성, 2020. 5. 29

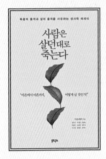

"마흔에서 아흔까지 어떻게 살 것인가!"

죽음을 바라보며 삶을 회복하는 웰다잉 에세이

마음애터 지음

"죽음과 상실에 대한 다양한 통찰을 담백하게 담아낸 따뜻한 글이다!"
_ 노유자 수녀(전 가톨릭대 교수, 한국호스피스완화간호사회 자문위원)

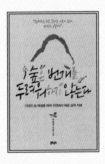

"존재하는 모든 것에는 이유가 있다! 당신도 그렇다!"

15년간 숲 해설을 하며 자연에서 배운 삶의 지혜

추순희 지음

"사진과 함께 보니 그곳에 있는 것 같기도 하고, 녹차 같은 책이네요."
_ 알라딘 독자 maru×××

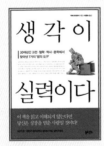

"빈부 격차보다 무서운 건 생각의 격차!"

30여년간 고전 · 철학 · 문학 · 역사에서 찾아낸 7가지 생각 도구

아베 마사아키 지음 | 이예숙 옮김

"친절한 말투인데 가슴을 콕콕 찌릅니다."
_ 독자 고옥선(회계사)

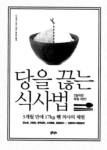

"당뇨, 고혈압, 비만, 아토피……
근원은 '당'에 있다!"

3개월 만에 17kg 뺀 의사의 체험

니시와키 슌지 지음 | 박유미 옮김

"탄수화물 중독에서 벗어나니까 간식 생각이 나지 않아요."
_ 솔트앤씨드 카페 독자 비니빈이 님

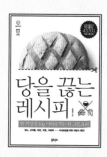

"단 3일이면 몸이 가벼워진다!"

차려먹을 필요 없이 한 그릇이면 식이요법 끝!

허지혜 지음

"당 끊기를 직접 체험하고 눈이 편안하고 머리가 맑아졌어요."
_ 솔트앤씨드 카페 독자 동이할매 님

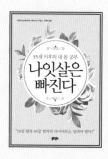

"19살 딸과 엄마의 다이어트는 달라야 한다!"

에이징 스페셜리스트가 말하는 여성 호르몬과 다이어트에 관한
거의 모든 것

아사쿠라 쇼코 지음 | 이예숙 옮김

"체온관리, 영양관리, 체간운동, 3가지 원칙 덕분에
40대에 복근이 생겼어요."
_ 옮긴이 이예숙(일본어 강사)

이내풍 회원 한의원

• 청담여성한의원	맹유숙	서울시 강남구 학동로 443 정한빌딩
• 참신통한의원	오원우	서울시 강동구 양재대로 1636, 3층
• 자향한방병원	하영준	서울시 도봉구 창동 553-2 4층 자향한방병원
• 만보발인제한의원	김태엽	서울시 동대문구 답십리로 162-1
• 반포한의원	황지모	서울시 서초구 신반포로 165 반포쇼핑타운 2동 LG전자 4층 408호
• 세종한의원	강혜영	서울시 송파구 송파동 84-7 영빌딩 4층
• 여의도한의원	변희승	서울시 영등포구 의사당대로 108 아일렉스빌딩 3층
• 보구한의원 용산점	정수아	서울시 용산구 한강대로 95 래미안더센트럴 2층 221호
• 윤제우한의원	최재완	경기 고양시 덕양구 화중로 100, 207호
• 100년한의원	한봉희	경기 고양시 일산동구 위시티2로11번길 45 자이주상복합상가
		A동 206-1호
• 산본중심한의원	이희동	경기 군포시 산본로323번길 4-17, 3층
• 구래경희한의원	박상우	경기 김포시 김포한강8로 382 고은메디타워 3층 304호
• 열린한의원	이미영	경기 부천시 경인로 74
• 보구한의원 범박점	이정훈	경기 부천시 소사동로 78-1, 2층
• 동수원한방병원	이경윤	경기 수원시 팔달구 권광로367번길 77
• 청원한의원	한지우	인천시 남동구 백범로 123, 3층
• 웅림한의원	성기영	인천시 부평구 원적로 434 혜성프라자 203호
• 몸편안한의원	황재옥	강원 원주시 치악로 1786 양문153빌딩 5층
• 경희자연담한의원	양승택	충남 당진시 시청1로 90
• 명작한의원	전병철	전북 군산시 문화로 86 삼성로얄빌딩 3층
• 본수호한의원	박수호	전북 전주시 덕진구 기지로78, 9층
• 대남한의원	정현국	전북 전주시 덕진구 기린대로 357
• 조은한의원	정상교	부산시 동래구 사직북로28번길 5, 2층
• 글로벌약수한의원	김동관	부산시 부산진구 연지동 340-11 연지메디컬센터 4층
• 참신통한의원	정병곤	경북 구미시 구미중앙로5길 1
• 이내풍한의원	장현호	경남 김해시 함박로101번길 18 한성빌딩 302호
• 윤솔한의원	서정호	경남 창원시 마산회원구 3·15대로 775 합성메디컬센터 5층